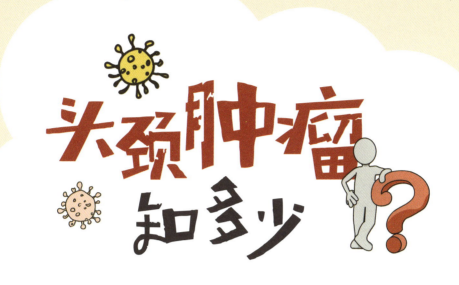

头颈肿瘤知多少

王志强　李荣清　葛春蕾 / 主编

YNK 云南科技出版社
·昆明·

图书在版编目（CIP）数据

头颈肿瘤知多少 / 王志强 , 李荣清 , 葛春蕾主编 .
昆明 : 云南科技出版社 , 2025. -- ISBN 978-7-5587
-6306-9

Ⅰ . R739.91

中国国家版本馆 CIP 数据核字第 2025M3650A 号

头颈肿瘤知多少
TOU JING ZHONGLIU ZHI DUOSHAO

王志强　李荣清　葛春蕾　主编

责任编辑：苏丽月　代荣恒
封面设计：常继红
责任校对：秦永红
责任印制：蒋丽芬

书　　号：ISBN 978-7-5587-6306-9
印　　刷：昆明理煋印务有限公司
开　　本：787mm×1092mm　1/16
印　　张：15.5
字　　数：321 千字
版　　次：2025 年 5 月第 1 版
印　　次：2025 年 5 月第 1 次印刷
定　　价：98.00 元

出版发行：云南科技出版社
地　　址：昆明市环城西路 609 号
电　　话：0871-64134521

编委会

李　涛　昆明医科大学第三附属医院

李　焱　昆明医科大学

李新娅　昆明市晋宁区第二人民医院

杨艳莉　云南大学附属医院

杨　梦　昆明医科大学

杨　意　保山市人民医院

张燕华　昆明医科大学第一附属医院

和青青　昆明医科大学

周禧龙　昆明医科大学

赵树华　昆明医科大学第一附属医院

高竞逾　昆明医科大学第一附属医院

崔庆赢　昆明医科大学附属口腔医院

常济邻　昆明医科大学

梁桂才　昆明医科大学

程　晟　昆明医科大学第一附属医院

葛春蕾　昆明医科大学第三附属医院

蒋东辉　昆明医科大学第一附属医院

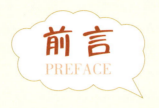

前言
PREFACE

　　本书由一批充满热情的中青年医师学者，利用工作之余，倾注心血撰写而成。虽不敢妄称文笔流畅、字字珠玑，但其内容饱含热情、藏锋于拙，向广大读者普及头颈肿瘤的基础知识。本书旨在通过浅显易懂的语言，向公众普及预防疾病、治疗疾病的知识。尤为重要的是，它传递了一种信息：尽管人类在与肿瘤的斗争中常感无奈，但正如一位先哲所言，临床医学的使命在于"有时去治愈，常常去帮助，总是去安慰"。肿瘤的治疗历程，也印证了这位先哲的恒久预言。尽管有诸多无奈，但毕竟时代在持续进步。特别是在过去十年间，临床医学的发展速度可谓"神速"。首先，我们对癌症的致癌因素有了初步的了解，健康的生活习惯有助于降低患癌风险；其次，通过合适的筛查方法，可以做到肿瘤的早期发现，早期发现意味着肿瘤被彻底治愈的可能性相比于中晚期癌症患者更大，早期发现也意味着能获得较低成本、较低代价的治疗；再者，随着微创、精准医疗技术的进步，手术和放疗在治愈患者的同时，最大限度地减少了对身体的伤害；最后，个体化特异性药物的研发，为晚期患者带来了长期生存的希望。这些成就的取得，既源于我们对头颈肿瘤本质的深入理解，也体现了我们对生命价值和生活质量的高度重视。如果本书能够使患者及其家属对现代头颈部肿瘤治疗的希望与局限有更清晰的认识，增强防癌意识和科学知识，促进医患双方共同对抗病魔，那么本书的编写目的便已达成。

致　谢

感谢我们的家人，正是他们的理解、支持和鼓励，使我们能全身心地投入工作。

感谢昆明医科大学、昆明医科大学第一附属医院和昆明医科大学第三附属医院为我们的职业成长提供了宽广的平台。

感谢周围同事的帮助和关心，和谐的团队、集体的力量使我们不断地取得进步。

感谢李芳慧护士为本书提供了张口训练的一系列图片。

感谢Whisper，吴美丽，赵峰玉，谢芷卉，🌲和小乐插画设计师为本书插图所做出的辛勤工作。

最后，感谢云南科技出版社的鼎力相助，使得出版顺利完成。

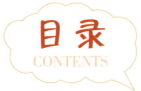
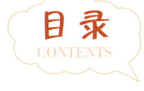

目 录
CONTENTS

第12章
认识放疗

第1章 认识肿瘤

1. 何为肿瘤

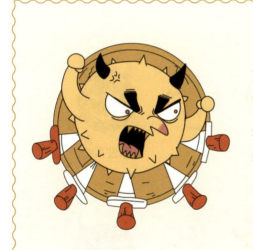

肿瘤这个话题，真是让人又爱又怕，尤其是那些让人闻风丧胆的恶性肿瘤。大家一提起它，就像是见了瘟疫一样，唯恐避之不及。那么，肿瘤到底是何方神圣？癌症是它的别名吗？接下来的章节会用最简单的方式，揭开肿瘤神秘面纱的一角，让我们来一起探个究竟吧！

一般来说，我们身体里的细胞就像是一支永不停歇的队伍，它们不断地生长、更替。想象一下，你一不小心把手划破了，那伤口周围的小家伙们就会像接到紧急命令一样，开始疯狂地分裂和修复，直到伤口完全愈合。但是，肿瘤细胞就像是叛逆的青少年，它们在各种内外因素的刺激下，会不受控制地疯长，就像一群"野蛮生长"的细胞。当这些细胞数量多到一定程度，它们就会聚在一起，形成一个肿块，也就

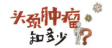

是我们常说的"包块"。不过别紧张，这些包块并不都是恶性，要想知道它们是好是坏，我们得对它们进行一番"侦探工作"，也就是取样化验，才能识别出真正的恶性细胞。

2. 良性肿瘤和恶性肿瘤的区别

在日常生活中，一提到肿瘤这个词，大家心里都会有点儿慌。肿瘤是一种极其复杂的疾病，它存在良性和恶性之分。在许多人的观念里，良性肿瘤就是小问题，恶性肿瘤就等于宣判了死刑……然而，这种看法并不全面。那么良性肿瘤和恶性肿瘤是如何区分的呢？肿瘤可以分为良性肿瘤、恶性肿瘤，还有夹在中间的交界性肿瘤。

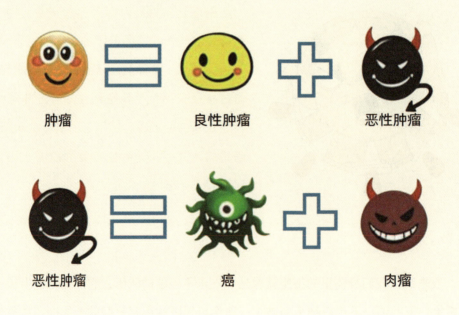

肿瘤　＝　良性肿瘤　＋　恶性肿瘤

恶性肿瘤　＝　癌　＋　肉瘤

良性肿瘤：

良性肿瘤就是身体里有些细胞突然想开个狂欢派对，就擅自疯狂繁殖起来，就像吹气球一样慢慢膨胀。不过别担心，它们通常长得慢吞吞的，有时候营养跟不上，它们就自己停工或者缩小了。良性肿瘤与正常组织之间还划出了一条清晰的界线，不会随便侵犯邻居地盘。除非它长在了不该长的地方，一般情况下，良性肿瘤不会致命，医生可以把它整个儿拿掉，基本不会回来捣乱（少数纤维瘤例外）。总的来说，良性肿瘤对我们的身体影响不大。

恶性肿瘤：

恶性肿瘤就是我们常说的 "癌症"。虽然平时大家都把 "癌症" 这词儿当作所有恶性肿瘤的代名词，但严格意义上，癌症只是恶性肿瘤的一种。恶性肿瘤还能细分，有上皮源性的，如皮肤、黏膜上的 "癌"，还有间质源性的，像肌肉、骨骼里的 "肉瘤"。当然，也有一些恶性肿瘤不走寻常路，不按此规律命名，如肾母细胞瘤、恶性畸胎瘤……癌是最常见的恶性肿瘤。这些恶性肿瘤里的细胞跟疯了似地生长，不仅在自己的地盘上乱窜，形成浸润性肿块，还能通过血液跑到别的器官上（如骨头、肝脏、肺、大脑等），给身体造成巨大的破坏。而且，这些细胞长得快，营养需求大，就像身体里的 "寄生虫"，拼命吸取营养，导致患者消瘦、贫血，出现恶病质等症状，严重的话，甚至能致死。

癌症已经成了我们健康的 "头号大敌"，而且它离我们特别近。根据 2016 年世界知名的期刊《CA Cancer J Clin》上发表的《2015 年中国癌症统计》文章里的数据，我国平均每分钟就有 6 个人被查出来癌症，还有 5 个人因癌症去世。所以，大家都得有点防癌的意识，建议大家都保持乐观的心态，适量运动，吃的要健康，作息要规律。

交界性肿瘤：

交界性肿瘤就是那种夹在良性肿瘤和恶性肿瘤中间的 "两不靠" 的家伙，因为它算不上太坏，也就是个低度恶性的小角色，不太爱到处乱跑（转移），所以治疗效果还算不错。在临床上，这种肿瘤也比较多见，尤其是卵巢交界性肿瘤，例如交界性浆液性乳头状囊腺瘤、交界性乳头状黏液性囊腺瘤等。交界性肿瘤不经过治疗也会进展为癌。所以，大家发现了就要早点治疗，别拖。

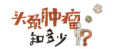

3. 肿瘤细胞从何而来

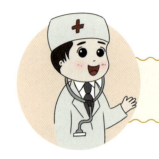

肿瘤细胞哪儿来的？这事儿大家说法不一。

从医学角度来说，肿瘤细胞是由自身细胞转化而来的，并非外来的。那好端端的细胞怎么就变成癌细胞了呢？我们都知道，生命体有生老病死，这是自然界生物的常态。我们身体里的细胞分裂到一定程度，就会被身体喊停，不会一直分裂下去，新增殖的和死亡的细胞数量基本一样，保持着一种平衡。

恶性肿瘤其实就像细胞里的"叛徒"，它也可看作是一种基因病。平时，细胞增长和死亡都是有序的，就像交通信号灯指挥车辆一样。一旦有些基因因为外界刺激或是自己"闹情绪"，不按常理出牌，细胞增长的控制就失效了，动态平衡被打破（失去对其生长的正常调控）。结果就是，细胞就疯狂地繁殖起来，不管不顾，成了横冲直撞的"癌细胞"。

4. 肿瘤的易感人群

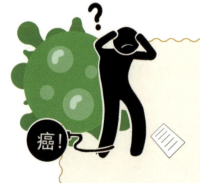

许多人在患上癌症时总是一脸的不解，不明白为什么癌症偏偏选中了自己。其实，癌症的发生并非毫无缘由。人们发现，患癌的人往往会有一些共同之处。

中老年人：

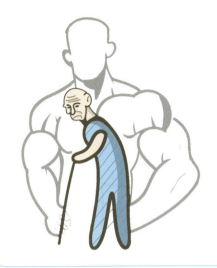

　　肿瘤的患病过程就像是"掷骰子"，从正常的细胞开始发生异变，变成癌细胞，再由癌细胞增殖为细胞团，最后变成能查出来的癌症大肿块。这期间会经历漫长的过程，少则几年，多则几十年。所以，得癌症的大部分都是中老年人。通常癌症的发病率从 30 岁左右开始上升，所以老年人患癌的风险是非常高的。

拥有不良嗜好的人：

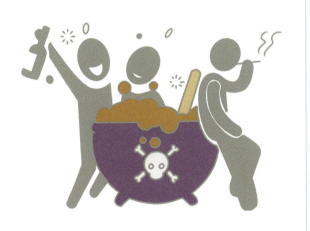

　　除了年龄因素，癌症的发生还与日常不良的生活习惯有关。因此，也有一些观点认为癌症是"作"出来的。就拿抽烟来说，这可是癌症的好朋友，尤其是肺癌，跟它最铁吸烟者不仅是自己抽，身旁人也被动吸二手烟，二者的患癌风险都很高。喝酒也是癌细胞的加速器，喝多了，口腔癌、胃癌、肝癌都可能找上门。要是既抽烟又喝酒，那简直就是给癌症开了加速绿灯。还有熬夜、暴饮暴食、爱吃甜食，这些坏习惯也会让身体器官、组织受伤，癌症的风险也会噌噌往上涨。

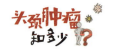

生活、工作环境缺乏保护的人：

　　癌症与环境因素也是息息相关的。一些地区环境污染越来越严重，如水污染、大气污染等，长期生活在这样的环境中，患癌的风险亦非常高。此外，建筑材料与装修材料中所含的甲醛，也是较强的致癌物质。

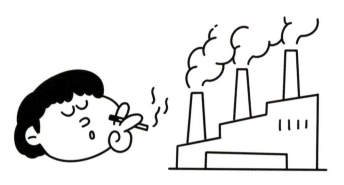

　　还有一些长期从事接触有害物质的特殊职业，如理发师经常接触染发剂、烫发膏，装修工作者经常接触油漆等物质，以及其他的从事化工、造纸、石棉生产、金属冶炼及电离辐射等行业的工作者。相对于普通人而言，这些职业中的个体患癌风险相对更高一些。例如1945年，美国相继在日本广岛和长崎投掷了原子弹，其幸存者饱受核辐射的影响，癌症的发生率非常高，甚至其后代患癌的概率也远超其他地区的居民后代。

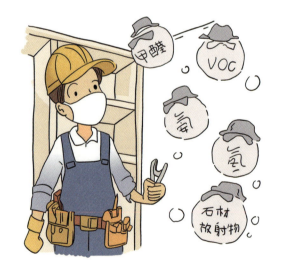

有癌症家族史的人：

　　若个人家族中存在癌症病史，特别是直系亲属曾患有癌症，那么该个体可能携带与癌症相关的基因，从而面临较高的患癌症风险。众多研究也支持了这一观点。一个引人注目的案例是，一位好莱坞知名影星通过基因检测了解了她从其母亲那里继承了 BRCA1 突变基因，这使她患乳腺癌的概率高达90%。因此，她采取预防措施，接受了预防性双侧乳腺切除手术。

　　当健康人群每天暴露于各种致癌因素下，正常细胞发生癌变的机会就多了。一旦人体的防御机制遭到破坏或细胞突变累积到一定程度，细胞便可能失控，开始无序地增殖，最终导致肿瘤的形成。因此，了解并规避这些致癌因素，是降低肿瘤发生的关键策略。

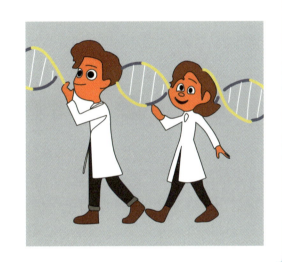

5. 淋巴结转移是否一定晚期

注意！注意！重点来啦！

　　当患者出现颈部淋巴结转移时，许多患者会问医生"我是不是晚期了"。其实不然，对于不同部位的转移淋巴结，晚期的定义是不同的。淋巴结转移可以分为区域淋巴结转移和远处淋巴结转移。

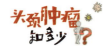

区域淋巴结转移：

当肿瘤细胞扩散到原发肿瘤附近的淋巴结时，称为区域淋巴结转移。这种情况通常被称为局部晚期，还没有发展到全身。

远处淋巴结转移：

当肿瘤细胞已超出了原发肿瘤所在部位，扩散到其他器官的淋巴结时，称为远处淋巴结转移，这通常意味着癌症进入了晚期。

简单比喻下：原发部位肿瘤就像一位将军，区域转移淋巴结就像将军手底下的兵，而远处转移淋巴结就像逃至敌国另立为王的叛徒。

6. 恶性肿瘤可以治愈吗

癌症是一种全球性的疾病，它影响着各个年龄段的人群。提及"癌症"，人们往往会感到恐惧和不安，仿佛这个词汇本身就带有某种不祥之兆。

实际上，被诊断出癌症绝不等于被判了死刑。 随着科技的进步，未来社会可能会出现越来越多的癌症患者，或许在多年以后，癌症将变得像糖尿病一样，仅被视为一种常见的慢性疾病。面对癌症，我们不应轻视或感到恐惧。然而，不少人对自己的健康状况过于自信，坚信自己绝不会患上癌症，因此忽视了身体发出的异常信号，甚至拒绝进行必要的体检，从而错过了早期治疗的宝贵时机。另一方面，也有人在确诊为癌症后过度恐慌，认为自己已经无药可救了，无法积极地配合医生的治疗方案，甚至干脆拒绝接受治疗。他们没有意识到，精神上的崩溃带来的负面影响甚至超过了疾病本身对身体的伤害。因此，**我们必须加强预防意识，坚**

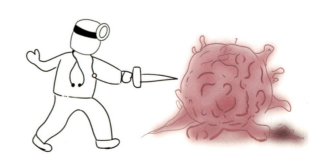

持 "早发现、早治疗" 的原则，因为越早开始治疗，不仅治疗费用更低，而且治疗效果往往更好。

事实上，无论国内还是国外，目前医疗技术已经相对比较发达了，对于良性肿瘤及早期发现的恶性肿瘤而言，绝大多数通过正规治疗是可以达到治愈的；对于晚期肿瘤也可做到带瘤长期生存。尽管肿瘤有可能复发和转移，但它并非是不可治愈的终身性疾病。无论是良性肿瘤还是恶性肿瘤，都需要积极地治疗。

7. 癌症会不会传染

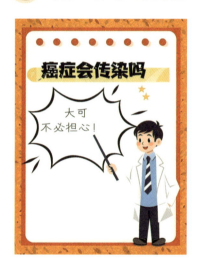

> 许多患者存有这么一个疑问：癌症会从一个人传染到另外一个人身上吗？答案当然是不会。

一般情况下，肿瘤本身并不具备传染性。即使把恶性肿瘤患者的肿瘤细胞移植到正常人体内，这些作为外来物质的肿瘤细胞也会被免疫系统识别并清除，是无法存活的。但需要注意的是，有许多导致肿瘤发生的病因，如鼻咽癌与 EBV（一种病毒）感染有关，宫颈癌与 HPV（一种病毒）感染有关等，这些病毒具有传染性，一旦这些病毒感染给正常人，则存在较大概率诱发肿瘤。

因此，对于我们健康人而言，肿瘤不会出现 "人传人" 的情况，我们应正确看待

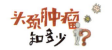

不幸罹患恶性肿瘤的患者，不必视之为"洪水猛兽"；同时，我们也应当加强自身的防护，养成良好的卫生健康习惯，避免细菌、病毒等病原微生物的侵害。适当进行体育锻炼，拥有强健的体魄，获得一个强大且健康的免疫系统，提高健康筛查意识，从而有效地抵御肿瘤细胞的侵袭。

8. 肿瘤与慢性疾病

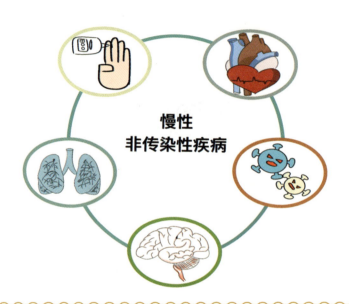

慢性
非传染性疾病

肿瘤是慢性疾病的一种，二者是被包含与包含的关系。

　　慢性病，又称慢性非传染性疾病，往往病程长且通常情况下发展缓慢。常见慢性病包括心脏病、中风、慢性阻塞性肺疾病和糖尿病等。2016 年，世界卫生组织等国际机构把肿瘤重新定义为可以治疗、控制甚至治愈的慢性病。

　　我们可以将肿瘤视为"特殊的慢性疾病"，长期的"带瘤生存"是我们追求的目标。越来越多的实例告诉我们，目前临床上使用的肿瘤治疗手段（如手术、化疗、放疗、免疫治疗等），可使多数头颈肿瘤达到"无瘤"的状态。然而，对于复发和转移的患者来说，实现"无瘤生存"的理想状态却极为艰难，这主要是因为复发和转移后的肿瘤可能会对后续治疗产生抗性。

随着体检和早癌筛查的普及，许多肿瘤可以在早期发现并进行早期治疗，从而延长患者的生存时间。然而，由于某些肿瘤病理类型、生物学特性等因素，也有部分患者生存期相对较短。因此，目前鼓励将肿瘤与糖尿病、高血压等慢性病一视同仁，定期复查、体检，早期诊断，早做治疗。

9. 对待肿瘤的常见误区

若肿瘤在早期得到及时的治疗，往往能够获得极佳的治疗效果，甚至实现治愈。对于肿瘤患者而言，早期发现、早期诊断和早期治疗是至关重要的。然而，无论是健康人群还是肿瘤患者，都普遍存在着对肿瘤防治的诸多认知误区。

误区一：肿瘤无法预防，不能治疗

肿瘤是一种深受环境因素影响的疾病，其发生与饮食习惯、生活方式、环境污染等因素紧密相关。预防恶性肿瘤的关键在于两点：避免吸烟和养成良好的生活习惯。有人可能会反驳说，尽管有一些人不吸烟、不饮酒，并且经常锻炼身体，为什么仍然患上了肿瘤呢。肿瘤的成因并非单一或几个因素所能决定的。我们通常所说的预防肿瘤，实际上是指降低患肿瘤的可能性。举一个例子：假设一个人患肿瘤的基线概率是 0.1%，即在 1 万人中，有 10 人可能患肿瘤，这 10 个人中可能就有我们所说的拥有良好生活习惯的

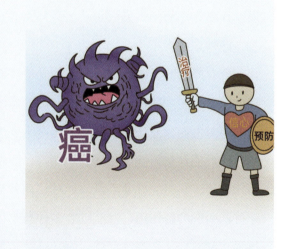

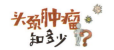

人。如果吸烟会增加 30% 的风险，饮酒增加 30%，熬夜增加 30%，不健康的饮食习惯也增加 30%，那么综合这些因素后，这 1 万拥有以上不良习惯的人患肿瘤的概率为 0.1%×1.3×1.3×1.3×1.3=0.28561%，患病风险直接飙升 28.561%，即在 1 万人中，大约有 29 人可能患肿瘤。但实际上，肿瘤的发病过程远比这个简单的数学模型复杂，我们的身体也具备一定的防御机制来抵御肿瘤，我们不必过度恐慌。

良好的生活习惯可以帮助我们大幅度减少得肿瘤的概率。

误区二： 认为放疗和化疗的毒副作用过于强烈，因此不宜进行

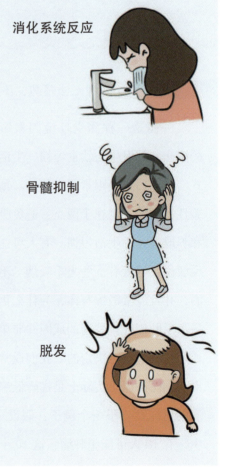

许多患者及其家属对肿瘤的转移性和侵袭性特征缺乏了解，认为通过手术切除肿瘤便意味着治愈。一般来说，手术也可以做到完全治愈肿瘤，但仅限于极早期的恶性肿瘤或一些特殊情况。盲目的乐观态度可能会延误患者接受后续治疗的时机。

此外，还有不少患者及家属听说放疗、化疗会有严重的毒副反应，不愿接受治疗而任由肿瘤发展。尽管放疗和化疗在消灭癌细胞的同时可能会损伤正常细胞，但对于手术后体内可能存在的微小转移病灶而言，药物治疗是消灭它们的必要手段。针对放疗和化疗可能引起的副作用，目前已有多种药物可以预防和减轻这些不良反应。而且绝大多数肿瘤科医生均已熟练掌握了预防和处理放疗、化疗毒副作用的技能。

消化系统反应

骨髓抑制

脱发

误区三：寻求非肿瘤专科的治疗方案

肿瘤治疗必须遵循科学合理、规范系统的综合治疗原则，特别是初次治疗往往具有决定性的影响。尽管一些非肿瘤专科的医疗人员也会进行放疗和化疗，但由于缺乏足够的肿瘤诊治知识和临床经验，一次不规范的手术或一个设计不当的放疗、化疗方案，可能导致肿瘤细胞残留或产生耐药性，这将为后续治疗带来巨大挑战，甚至可能导致整个治疗计划的失败，造成无法挽回的后果。每个人的生命只有一次，可选择的机会不多，强烈建议患者选择前往肿瘤专科进行治疗，以避免错失治疗的最佳时机。

误区四：轻信"祖传秘方"或"偏方"

一些患者及其家属经常轻信谣言，不惜花费巨资购买所谓的"祖传秘方"和"偏方"，甚至求助于迷信活动，寄希望于奇迹的出现。然而，这些"治癌专业户"和"祖传世家"的人，往往没有接受过正规的医学教育，有的甚至对医学知识一无所知。我们怎能放心将宝贵的生命托付给这些人呢？

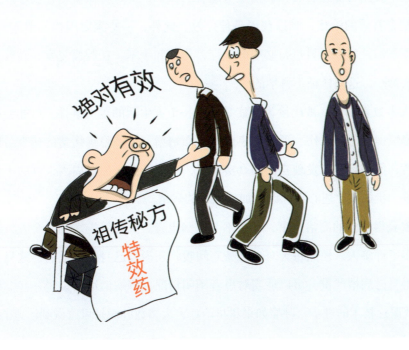

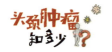

误区五： 医生和家属向患者隐瞒病情

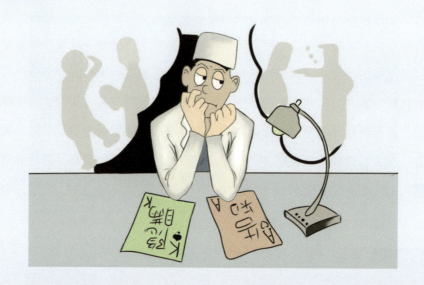

在电视剧或小说的情节中，我们经常看到医生在诊断出患者患有癌症时，往往不会直接向患者本人透露病情，而是选择告知家属。然而，为了避免对患者造成心理冲击，家属有时也会选择隐瞒真实病情，这种做法并不科学。过去人们认为，医生不直接告知患者真实病情是对患者的保护，但这种做法往往会导致患者不积极配合有效的治疗，难以获得最佳疗效。此外，一些家属因担心泄露病情，不敢让患者前往肿瘤专科进行必要的放疗、化疗和手术，在肿瘤复发、转移后才考虑再次治疗，这同样是不科学的。

对大多数人来说，被确诊为癌症是改变一个人生活的重大事件，可能会引发震惊、恐惧、愤怒、悲伤、孤独和焦虑等负面情绪。虽然隐瞒病情的初衷可能是出于善意，但一旦患者发现自己的真实情况，很可能会增加对周围人群的不信任感，并进一步加剧上述心理问题，加重患者的病情。

想要获得癌症的高治愈率，尽量不要欺骗患者。试想好端端的一个人，突然间身边多了许多人，他们每天对自己嘘寒问暖，还说自己身体没毛病，这只会让患者觉得自己病情严重。可以适当对患者阐明情况，将病情适当说轻一些。毕竟随着现代医疗技术的进步，肿瘤如果尽早治疗，大多数肿瘤是可以做到治愈的。

误区六： 将实验研究结果当成临床疗效

通常所谓的"实验结果"，有超过 95% 来源于动物实验，而非临床上患者的实际应用结果，这只是商家的一种广告技巧而已。人类与动物之间存在显著差异，因此，并非所有在动物身上有效的药物都能在人类身上产生相同的效果。即便是权威媒体所报道的某些抗癌成果获得了国家级或省部级的科技进步奖项，这些成果也多半还在实验室研究阶段，距离广泛应用于临床还有相当长的路程。至于临床"试验结果"，它们通常指的是在临床上初步应用的药物，这些药物已经初步展现出一定的疗效，这类药物或治疗方法可以在医生的指导下根据患者的具体需求进行使用。

误区七： 盲目迷信专家，未认识到专家亦有其专业领域和局限性

国内有许多优秀专家在肿瘤治疗中的某些领域造诣颇深，这点是毋庸置疑的。例如，有专门从事手术治疗的肿瘤外科专家，从事放疗的肿瘤放疗专家和从事化疗、内分泌治疗、生物治疗、营养支持治疗的肿瘤内科专家等。不能盲目认准某一位专家。要知道，专家多数只在某一方面是比较擅长的，而非万能的。应根据疾病及治疗方法的不同，选择相应的专家。当然，可能有许多人认为"专家"都是"砖家"，这种观点是偏激的。国内确实存在少数人，为了达到某种目的，常常自称为"砖家"。这类"砖家"大多是自封的，我们仍应选择前往正规医院就医。

误区八： 担忧"成瘾性"，疼痛不使用止痛药

疼痛是影响晚期肿瘤患者生存质量的重要问题。不幸的是，许多患者及其家属，以及一些非肿瘤领域的医疗工作者，常常错误地认为肿瘤患者应在极端情况下才考虑使用止痛药物。他们担心止痛药的不良反应，担心一旦使用就无法停药，担心过早使用止痛药会导致疼痛加剧时药物失效，担心成瘾等。

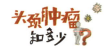

恶性肿瘤到了终末期往往会出现各种耐药性，并伴随一系列脏器被侵犯的症状，几乎所有患者都会经历不同程度的疼痛，有些患者甚至痛不欲生。止痛药物的生产就是为了解决这些问题的。止痛增信心，止痛亦安全，止痛不成瘾，止痛无极量。试问患者疼痛得到明显缓解，其对未来生活难道会没有信心吗？对待癌性疼痛，主张尽早、足量、定时、个体化给药。特别需要强调的是，目前不推荐使用杜冷丁（因其毒性较大）来控制癌痛。

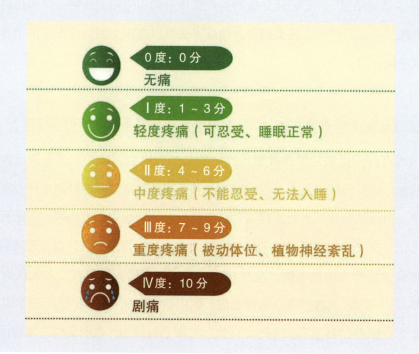

0度：0分
无痛

I度：1～3分
轻度疼痛（可忍受、睡眠正常）

II度：4～6分
中度疼痛（不能忍受、无法入睡）

III度：7～9分
重度疼痛（被动体位、植物神经紊乱）

IV度：10分
剧痛

误区九：中医治肿瘤比西医好

没有哪种治疗方式是绝对优于另一种的。对于恶性肿瘤的治疗而言，目前的主流治疗方式还是以西医治疗为主，中医治疗为辅。如肺癌一期的早期患者，手术切除病灶后，可通过中医调理迅速恢复；中、晚期癌症患者在确定使用放疗、化疗手段后，可利用中医缓解放疗、化疗后的不良反应，如营养不良、便秘等，进而提升癌症患者的生存质量。

误区十： 肿瘤就是癌症，癌症就是肿瘤

　　肿瘤分为良性和恶性。良性肿瘤生长非常缓慢，它们倾向于膨胀性生长，往往不会引起疼痛，也不会发生转移，因此大多数情况下不会对日常生活造成影响，甚至在不干扰正常生活的情况下，可以不必进行手术切除。相对而言，恶性肿瘤，也就是我们通常所说的癌症，通常伴随着剧烈的疼痛，如果癌细胞分化程度低且手术未能彻底清除，其复发和转移的风险极高。因此，对于良性肿瘤，患者无需过度忧虑；而恶性肿瘤会严重危及生命，务必及时就医治疗，万不可拖延治疗时间。

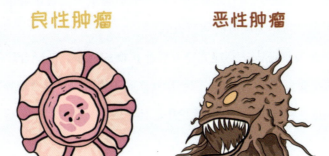

误区十一： "晚期恶性肿瘤没得治"

　　总体来说，恶性肿瘤防治遵循三个 "3"，即约 1/3 的癌症可以预防，1/3 的癌症可以早发现并治愈，1/3 的癌症可以实现生存期的延长和生活质量的提升。晚期癌症患者的治疗目标是提高生活质量和延长生存期，就像糖尿病和高血压一样，尽管目前的医疗技术尚无法彻底治愈这些疾病，但并不妨碍患者维持良好的生活质量。与恶性肿瘤和平共处，晚期恶性肿瘤患者高质量地生活 5 年，甚至 10 年，是完全有可能实现的。

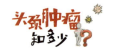

误区十二： "辟谷"疗法可以 "饿死肿瘤"

　　肿瘤的生长依赖于其供养的血管网络，若能切断这些为肿瘤提供养分的血液通道，便能有效阻止其扩散。科学家们戏称这种治疗策略为 "饿死肿瘤"。然而，这一策略绝非意味着让患者停止进食，更不是通过所谓的 "辟谷"节食法来治疗肿瘤。实际上，在癌症治疗期间，患者会大量消耗能量，禁食不仅无助于肿瘤治疗，反而可能导致营养不良，延缓康复进程。在肿瘤治疗期间，保持适宜体重和均衡饮食至关重要。体重急剧下降或饥饿状态可能会导致治疗计划的失败，得不偿失。在临床实践中，我们有时会观察到这样的现象：即使面对相同的疾病和相同的治疗方案，不同患者之间的疗效和生活质量也会有显著差异。这在很大程度上归因于患者对不良反应的调节方式。

　　目前，医学发展还未达到能完全与肿瘤抗衡的地步，选择合理的治疗方式对患者康复至关重要。不能因有些人因错误观念和不规范操作导致治疗丧命，就对某种医学产生偏见。在肿瘤治疗中，无论中医还是西医，都有其不可替代的优势。

10. 常见的肿瘤专业术语

（1）**肿瘤**：肿瘤是指细胞的异常增生，有良、恶性之分。

（2）**癌症**：泛指恶性肿瘤，主要包括癌、肉瘤及癌肉瘤 3 种。

（3）**肿块**：组织聚集形成的团块，一般需要活检以明确肿块的性质。

（4）**活检**：从患者身体上取部分组织样本，通过显微镜检查其组织成分，明确肿瘤性质及类型。

（5）**化学治疗**：简称化疗，即通过药物杀死肿瘤细胞，可以口服或静脉输液。

（6）**放射治疗**：简称放疗，即使用肉眼看不见的射线来杀死肿瘤细胞。

（7）**淋巴结**：一种小的、豆形状的器官。其可以抗感染，正常人都有淋巴结，肿瘤患者可有部分淋巴结肿大。

（8）转移：肿瘤细胞从肿瘤的起始部位扩散到其他部位，如骨、肝、肺和脑等部位。

（9）预后：患者治疗后康复的机会。

（10）CR （Complete Response，完全缓解）：所有靶病灶消失，无新病灶出现，且肿瘤标志物正常，至少维持 4 周。

（11）PR （Partial Response，部分缓解）：靶病灶最大径之和减少 ≥ 30%，至少维持 4 周。

（12）PD （Progressive Disease，疾病进展）：靶病灶最大径之和增加 ≥ 20%，或出现新病灶。

（13）SD （Stable Disease，疾病稳定）：靶病灶最大径之和缩小未达 PR，或增大未达 PD。

（14）ORR （Objective Response Rate，客观缓解率）：肿瘤体积缩小至预定标准并能维持最低时限要求的患者比例，为完全缓解（CR）和部分缓解（PR）比例之和。简单来讲，就是所有靶病灶消失，无新病灶出现，且肿瘤标志物正常，至少维持 4 周。被认为是 II 期临床试验中的主要疗效评价指标。

（15）DCR （Disease Control Rate，疾病控制率）：肿瘤缩小或稳定且保持一定时间的患者的比例（主要针对实体瘤），包含完全缓解（CR）、部分缓解（PR）和疾病稳定（SD）的病例。

（16）OS （Overall Survival，总生存期）：从治疗开始至（因任何原因）死亡的时间。通俗来讲，即患者总的生存时间。

（17）mOS （median Overall Survival ，中位总生存期）：又称半数生存期，表示恰好有 50% 的个体尚存活的时间。

（18）PFS （Progression-Free Survival，无进展生存期）：从治疗开始到肿瘤发生（任何方面）进展或因任何原因导致死亡的时间。简单来讲，就是在药物控制下肿瘤重新生长所需要的时间。被认为是晚期肿瘤疗效评价的重要指标。

（19）OS 与 PFS 的区别：与 OS 相比，增加了"发生恶化"这一节点，而"发生恶化"往往早于死亡，所以 PFS 往往短于 OS。需要注意的是，PFS 包括死亡，能够更好地反映药物的毒副作用。

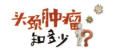

（20）TTP（Time to Progress，疾病进展时间）：从治疗开始到第一次肿瘤客观进展的时间。

（21）DFS（Disease Free Survival，无病生存期/无疾病生存时间）：从治疗开始至第一次肿瘤复发/转移或由于任何原因导致患者死亡的时间。多用于评价手术治疗或放疗后的辅助治疗。

（22）5年生存率（Five-year Survival Rate）：指在经过各类综合治疗的情况下，生存期达到5年的患者所占的比例。也有1年、3年生存率，是评估患者治疗方案成功与否非常重要的指标。

11. 常见的头颈部肿瘤有哪些

头颈部恶性肿瘤，顾名思义，涵盖了颈部肿瘤、耳鼻咽喉科肿瘤以及口腔颌面部肿瘤三大部分。

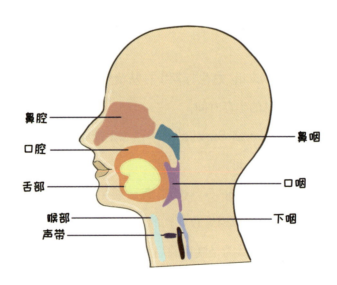

头颈部肿瘤通常指的是恶性肿瘤，主要包括颅底至锁骨上的解剖范围内的肿瘤，但一般不包括颅内、眼内及颈椎的恶性肿瘤。在国际上，头颈部肿瘤的分类标准是根

据肿瘤的原发部位，将它们分为六大区域：唇、口腔，咽，喉，唾液腺，鼻腔、鼻窦及甲状腺。颈部比较常见的是原发灶不明的颈部淋巴结转移瘤和甲状腺肿瘤；耳鼻咽喉科较常见的肿瘤有喉癌、口咽癌、鼻咽癌、鼻腔及副鼻窦恶性肿瘤等；而口腔颌面部肿瘤则以各种口腔癌和涎腺恶性肿瘤为主，例如舌癌、牙龈癌、颊癌及唾液腺癌等。由于原发部位的不同，不同部位的恶性肿瘤表现出的症状、淋巴结转移的比例及特征也各不相同。头颈部肿瘤的原发部位和病理类型繁多，居全身肿瘤之首，其中大部分为鳞癌，然后是各种类型的腺癌、肉瘤等其他病理类型。近年来，随着放疗技术的进步和新药物的不断推出，头颈部肿瘤的治愈率相比 10 年前已有极大的提高。

头颈部的结构较为复杂，肿瘤所在部位不同其临床表现各异，但是头颈部组织相对表浅，在平时洗脸、刷牙时多留心观察，结合触摸自检，可以达到早期发现、早期诊断、早期治疗的目的。颈部和颌面部的肿块是最为常见的症状。如在颈部正中或气管两侧发现的肿块，早期可以随吞咽动作活动的肿块多为甲状腺结节。颈部两侧、颏下和颌下的淋巴结肿大绝大多数是由炎症引起的，极少数是转移性癌症或恶性淋巴瘤的迹象。

在日常生活中，我们还应留意一些不寻常的警示信号。例如，口腔内若出现难以愈合的溃疡，尤其是逐渐扩大的溃疡或新生物，这可能预示着口腔癌的出现。若出现无法解释的嗅觉障碍、鼻出血，尤其是清晨时分的回吸性血痰、面部麻木或鼻腔通气困难，这些症状可能指向鼻咽部、鼻窦或鼻腔肿瘤的发生。当遇到言语含糊、吞咽困难和疼痛时要想到舌、口咽、下咽及颈段食管肿瘤的可能性。声音嘶哑可能暗示甲状腺癌影响喉返神经或喉癌影响声带。出现面瘫或口眼歪斜时，应排查腮腺肿瘤的可能性。若颜面部或头皮皮肤出现不明原因的肿块、溃疡等变化，要想到皮肤癌或是恶性黑色素瘤的可能。

我们在发现上述症状和肿块时，需要格外注意并及时就诊，以便早诊断和早治疗。同时，更要警惕一些隐蔽部位的癌，如鼻腔、鼻窦、鼻咽、下咽等部位。它们的位置比较隐蔽，而且有一定的空腔，在肿瘤生长到一定大小侵犯周围组织而出现浸润、压迫症状或颈部出现淋巴结转移之前，不易被察觉。因此，这些癌症一旦被发现，通常已至中、晚期阶段，治疗过程更为复杂。

杨　意／王志强

第2章

肿瘤一级预防

1. 什么是肿瘤的三级预防

恶性肿瘤的病因预防称为一级预防；通过筛查早期肿瘤而提高肿瘤治疗效果称为二级预防；三级预防即对已经确诊的癌症患者进行积极治疗，争取获得最佳疗效。即使是晚期患者，也可以帮助他们减轻痛苦，提高生活质量，延长生存期。

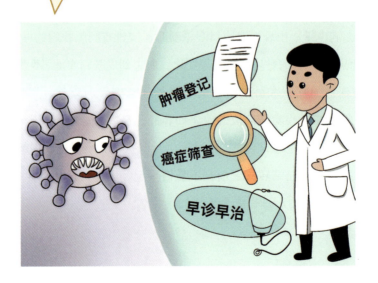

2. 癌症到底是怎么得的

癌细胞并非外来物，而是由我们身体的细胞演变而来。那么癌症是如何得来的呢？这里总结了五大因素。

（1）"吸"

大量研究发现，香烟、油烟、甲醛、工业废气等物质与癌症的发生紧密相关，因此，我们应当避免接触这些潜在的危险因素，以降低患病风险。然而，这些有害物质无处不在，时刻环绕在我们的日常生活中。例如，香烟内含超过千种有毒化合物；厨房油烟对鼻腔、眼睛、咽喉等黏膜具有强烈的刺激效应；而室内装修材料释放的污染物，其污染程度往往是室外的 2 ~ 5 倍。此外，雾霾等环境污染问题可导致肺部炎症，甚至可能进一步发展为癌症。

（2）"染"

这里的"染"是指病毒感染。研究发现，病毒和细菌都与某些癌症的发生密切相关。例如，EBV 与鼻咽癌、淋巴瘤相关；HBV 与肝癌相关；HPV 与宫颈癌、口咽癌相关。

（3）"吃"

饮食与癌症也有着密切联系，长期、过量食用腌制食品容易患胃癌，过烫容易患食管癌，饮酒没有节制容易患肝癌等。这些不良的饮食习惯，都会对身体造成伤害，长期循环容易导致癌症的发生。

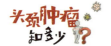

（4）"懒"

在快节奏的现代生活中，人们往往在某些行为上表现出一种"懒惰"。例如，许多人不愿意进行体育锻炼，每天在工作中至少要坐上 5 ~ 6 个小时。下班后精疲力尽，更是不想花一点时间去锻炼……这种缺乏运动的习惯已经成为全球第四大致死风险因素。

（5）"熬"

偶尔熬夜可能对身体没有什么影响，但长期熬夜，熬的就是命了。熬夜可引起内分泌激素水平紊乱，使细胞代谢异常，影响人体细胞分裂，进而导致突变风险增加，提高患癌的概率。

3. 应该如何预防癌症

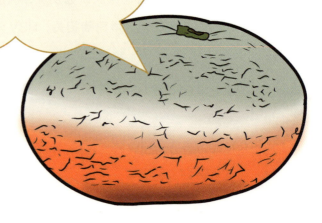

癌症难以彻底消灭，但随着人们对它认知的增加，我们发现，癌症其实是可以通过某些行为进行有效预防的。前面章节讲述了癌症到底从何而来，本章节将分享五条"防癌经"：

（1）远离致癌因素

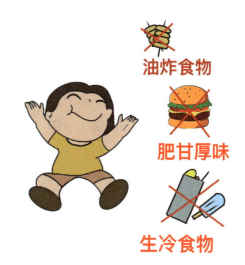

油炸食物

肥甘厚味

生冷食物

首先，我们应避免食用熏烤、腌制和油炸食品。这些食品加工方式通常会导致蛋白质变性，使有益成分转化为有害物质。此外，腌制食品含有大量盐分，过量摄入盐分易引发高血压和心脏疾病，并可能产生致癌物亚硝酸盐。其次，远离香烟和酒精。相关统计数据显示，在我国近年来逐渐上升的肺癌、胃癌、食管癌等恶性肿瘤患癌率中，约有 1/3 是由吸烟引起的；而酒精会损害肝脏，增加罹患肝癌的风险。最后，应远离装修污染。目前，我们使用的装修材料中含有高度致癌性的甲醛成分，如油漆和胶水等。因此，在新装修的房屋入住之前，应进行充分的通风并确保通过合格的检测。

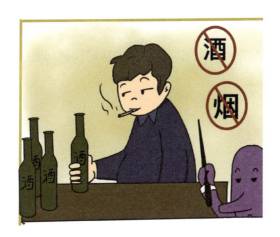

（2）积极接种疫苗

积极接种疫苗是预防传染病的重要措施，应根据适龄人群选择相应的疫苗进行接种，以促进机体产生特异性免疫反应。例如，HBV 疫苗可预防肝癌的发生，HPV 疫苗则能有效预防宫颈癌。

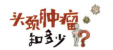

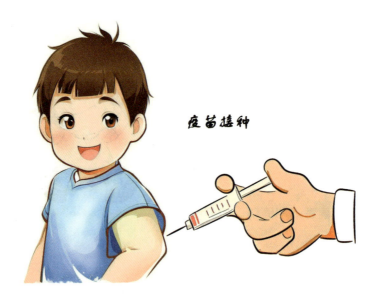

疫苗接种

（3）控制癌前病变

癌前病变是指继续发展下去具有癌变可能的某些病变，例如，黏膜白斑、交界痣、慢性萎缩性胃炎、结直肠的多发性腺瘤性息肉、某些良性肿瘤等。从癌前病变到癌症一般需要 10 年甚至更长的时间，如果能把病情控制在癌前病变阶段，就能有效阻止癌症的发生。

（4）坚持适量运动

成年人建议每周保持至少 150 分钟的适度运动，或至少 75 分钟的剧烈运动。运动不仅可以帮助推动身体新陈代谢，还可以缓解紧张情绪，增强身体免疫功能。

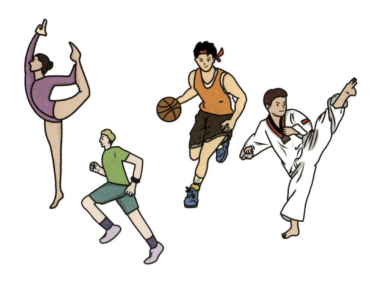

（5）加强身心修养

　　需要强调的是，癌症并不等同于死亡判决。许多人在得了癌症之后才会感到悔恨：为什么当初没有更好地保护自己，为什么会这样，为什么会那样。后悔是没有用的，我们应该尽可能地提高对癌症的认识和自我保健能力。加强身心修养，保持良好的精神状态，并培养正确的人生观和价值观。由于70%以上的恶性肿瘤发生在身体易于检查和发现的部位，我们应该重视常见恶性肿瘤所表现出来的信号，并及时主动去医院进行检查，这样有利于早期发现、早期诊断以及早期治疗恶性肿瘤。

李新娅／张燕华

1. 什么是肿瘤二级预防

　　肿瘤二级预防是肿瘤预防中的第二步，是对恶性肿瘤的临床前预防。这一阶段主要涉及识别早期信号和症状、开展肿瘤普查、加强对易感人群的检测以及推广肿瘤自检，目的是实现肿瘤的早期发现、早期诊断和早期治疗。通过筛选、普查和监测高危人群，可以及时识别出潜在或隐匿的患者，并采取相应的治疗措施以阻止病情的进一步发展或实现根治。这种主动筛查对于恶性肿瘤的预防至关重要。

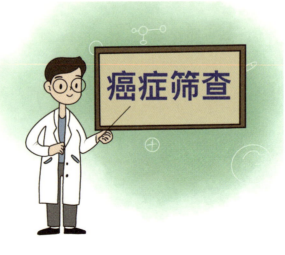

癌症筛查

2. 肿瘤二级预防筛查的主要人群

①**有家族性结肠息肉的人群。**应定期检查肠镜，明确有无肠癌发生的可能。

②**患有慢性萎缩性胃炎、胃溃疡的患者。**属于胃癌高危人群，应定期检查胃镜，明确有无胃癌可能。

③**经常吸烟的人群。**需进一步进行肺部CT检查等，明确有无肺癌发生的可能。

④**有乳腺癌家族史的人群。**需定期检查，明确有无乳腺癌发生的可能。

⑤**有肝癌家族史，有肝炎、肝硬化背景，长期大量饮酒，有脂肪肝的人群。**需定期检查有无肝癌的可能等。

⑥**EBV及HPV感染人群。**这类人群也要做筛查，主要排除有无鼻咽癌、口咽癌、淋巴瘤及宫颈癌的可能。

3. 得了肿瘤会有哪些表现

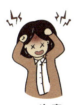
头痛

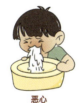
恶心
喷射性呕吐

癫痫发作

肢体麻木、乏力甚至偏瘫、言语功能障碍、神志淡漠、反应迟钝

不同类型的肿瘤表现出的症状是不相同的。恶性肿瘤患者的症状主要体现在两个方面：局部和全身症状。局部症状主要表现为肿块、体表疼痛或者内脏疼痛；全身症状主要表现为发热、贫血、消瘦、乏力等恶病质症状。可以通过临床症状、CT/MRI检查、血液检查等方式判断身体有没有长肿瘤。

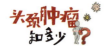

CT/MRI检查：

对于那些有局部疼痛并怀疑可能由肿瘤引起的患者，进行影像学检查是必要的。通过CT或MRI扫描，医生能够观察到正常组织和器官内是否有异常的占位性结构，从而确定局部是否存在肿瘤。在诊断头颈部肿瘤方面，CT和MRI各有其优势和局限性。MRI因其卓越的软组织分辨率，通常被作为头颈部恶性肿瘤诊疗的首选方法。

血液检查：

肿瘤标记物筛查是最为普遍的检测方法之一。这类标记物是在恶性肿瘤的发生和扩散过程中，由肿瘤细胞自身产生，或是由于机体对肿瘤细胞的异常反应而产生或升高。它们能够反映肿瘤的存在及其生长状况。

4. 怀疑得了头颈部肿瘤应该就诊哪个科

许多患者可能存在这样的疑惑，医院里有肿瘤内科，有肿瘤放疗科，有肿瘤外科等，怀疑得了头颈部肿瘤到底该就诊哪个科呢？

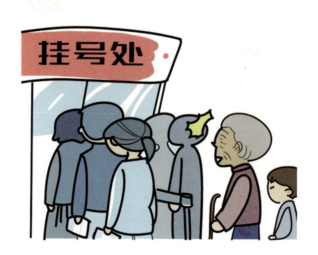

目前，我们对于肿瘤的诊断治疗，有两类医院：第一类为综合医院，第二类为专

科医院。这两类医院在肿瘤的诊断和治疗方面都积累了丰富的临床经验。如果您怀疑自己患有头颈部恶性肿瘤，可以考虑前往××附属医院、××省或××市医院等医疗机构。建议优先考虑前往肿瘤科（包括放疗科、内科等）、耳鼻喉科、头颈外科、口腔颌面外科等专业科室就诊。首诊医生将根据您的身体状况，提出相应的检查和治疗方案，您可以根据个人需求选择相应的门诊服务。

5. 需要做些什么检查来确诊肿瘤

当怀疑自己患上肿瘤并前往医院就诊时，医生可能会给你开出一系列诊断检查单，以便帮助确诊。那么，需要进行哪些检查呢？

以下是可能会做到的一些检查：

（1）影像学检查

其中包括 X 线检查、CT 检查、MRI 检查、PET/CT 检查、B 超检查等。这些检查可确定肿瘤的发生部位、分期以及病变的范围。

（2）内镜检查

主要有鼻咽镜、喉镜等，用于检查常规影像无法发现的早期病变及微浸润。

（3）病理检查

可明确肿瘤病理类型，**是确诊恶性肿瘤的"金标准"**，主要包括细胞学检查、活组织检查、冰冻活组织检查（冰冻活检）。

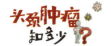

细胞学检查:

通过穿刺针吸取以获取肿物细胞标本，进而进行肿瘤的诊断。该方法简便易行且创伤较小。但穿刺针吸取的细胞学检查样本量有限，无法全面了解肿瘤的组织结构及其浸润情况。因此，对于一些异型性不显著的肿瘤（模棱两可的肿瘤），存在误诊的风险。

活组织检查:

从病灶切取、钳取或吸取一小块组织制成组织切片后进行组织病理学检查和诊断，是目前肿瘤诊断方法中最为准确可靠的方法之一。

冰冻活组织检查（冰冻活检）:

适用于那些在临床诊断中难以确诊，但疑似为恶性或存在恶性病变的肿瘤。通常在手术过程中进行，术中迅速协助医生确定肿瘤的性质。

（4）肿瘤标记物检查

主要用于辅助监测恶性肿瘤有无复发转移。

6. 常见肿瘤标记物及其意义

在肿瘤的发展和增殖过程中，细胞内部的某些物质会经历不同程度的变化。这些**能够指示细胞可能发生恶变的物质，被称为肿瘤标志物**。用更通俗的话来说，肿瘤细胞在你的身体内进行战斗，无论胜败，总会留下一些"战争的痕迹"。这些痕迹可以在血液、体液和组织中被检测到，当它们达到特定水平时，可能表明某些肿瘤的存在。

这时，患者朋友们可能会问：如果我的体检结果显示肿瘤标志物略有升高，是不是就意味着我得了癌症？答案是否定的。只有当肿瘤标志物显著升高时，才具有临床意义。即使没有肿瘤，正常人的肿瘤标志物也可能会升高。特别是当肿瘤标志物轻微升高时，这可能是体内存在一些非肿瘤性的其他疾病的表现。

常见的肿瘤标志物主要包括以下几种：

（1）癌胚抗原（CEA）

CEA 属于广谱性肿瘤标志物，是多种肿瘤转移复发的重要标志。CEA 显著升高时往往提示有消化道肿瘤。CEA 升高主要见于结肠癌、胃癌、胰腺癌、肺癌、乳腺癌、卵巢癌等。在良性肿瘤、炎症、肝硬化等疾病患者中，CEA 也有不同程度的水平升高，但升高程度远远低于恶性肿瘤。

（2）甲胎蛋白（AFP）

目前，AFP 是诊断原发性肝癌的最佳标志物，在肝癌中特异性很高，阳性率达 70% 左右。如果患者有乙肝病史、肝脏有包块、AFP > 400 ng/mL 且持续 1 个月，可诊断为肝癌。现已被广泛运用于原发性肝癌的普查、诊断及疗效评估。病毒性肝炎、肝硬化患者绝大部分也会出现 AFP 升高，但一般不会超过 400 ng/mL。妇女妊娠期血清 AFP 也会略有升高。

（3）前列腺特异抗原（PSA）

PSA 具有器官特异性，但不具有肿瘤特异性，诊断前列腺癌的阳性率为 80%。良性前列腺疾病也可见血清 PSA 水平不同程度升高。

（4）糖基抗原CA199

CA199 是一种与消化道肿瘤相关的抗原，其水平升高通常与胰腺癌有关，并被广泛应用于该疾病的诊断和鉴别。此外，CA199 也可作为胆囊癌、肝癌、结肠癌等多种恶性肿瘤的辅助诊断指标。因此，在临床实践中，CA199 对于这些恶性肿瘤的鉴别诊断和治疗监测具有重要的参考价值。

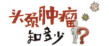

（5）糖基抗原CA125

CA125 在卵巢包块的良、恶性鉴别上特别有价值，其敏感度约为 80%，特异性高达 95%，是卵巢肿瘤鉴别的常用指标。CA125 的轻度升高也可见于部分良性疾病，如子宫内膜异位症、子宫肌瘤、急性胰腺炎等。

（6）血清铁蛋白

血清铁蛋白是铁在人体内的贮存方式之一。它是判断机体是否缺铁或铁负荷过多的有效指标。

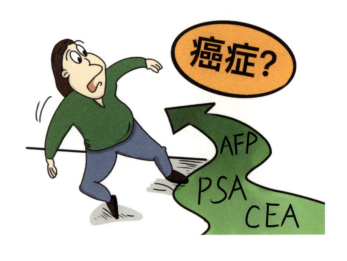

铁蛋白降低几乎都可以诊断为铁缺乏，主要因为：①铁贮存减少：如缺铁性贫血、营养不良等。②铁蛋白合成减少、维生素 C 缺乏等。

血清铁蛋白升高见于：①白血病及继发性铁负荷过多，如输血、不恰当的铁剂治疗、溶血性贫血等。②部分恶性病变（如肝癌、肺癌、胰腺癌）及血液系统肿瘤（如白血病、霍奇金病、多发性骨髓瘤）的肿瘤细胞可异常合成和分泌铁蛋白。③甲状腺功能亢进症时铁蛋白合成也会增加。④组织内的铁蛋白释放增加，急性肝炎、慢性肝炎或其他肝病时血清铁蛋白也明显增高。对于肝硬化等高风险患者，同时检测甲胎蛋白（AFP）和铁蛋白对于早期诊断肝癌具有重要的临床意义。

⑦. 内镜检查的意义

内镜作为一种光学仪器，由体外经过人体的自然腔道进入体内，对体内脏器进行检查，可以<u>直接观察到脏器内腔病变</u>，确定其部位、范围，并可进行拍照、活检或刷片。

　　临床上，头颈部常见的内镜检查有鼻咽镜、喉镜等。这些检查主要针对鼻咽、喉咽等部位。医生可在内镜下直接观察病灶，同时可钳取活体组织进行病理检查，明确诊断，更早地发现肿瘤，并可通过它进行一系列的治疗。

温馨提示

　　做鼻咽镜、喉镜检查前，患者要做好心理准备，检查时放松心情，不乱动，防止损伤鼻腔、喉腔；同时做好身体准备，患者尽量空腹，不要饮水，做完检查后，由于麻药作用，饮食易出现呛咳甚至窒息的情况，2～3 小时内尽量不要进食。

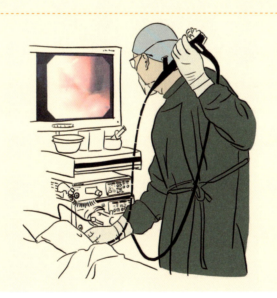

8. CT 检查的意义

　　CT 也就是计算机横断体层摄影，是 X 线扫描和电子计算机的合体。

　　CT 检查分为平扫和增强扫描，后者会注入对比增强剂，主要的目的是提高对于小病灶的检出率。

　　对于头颈部肿瘤来说，CT 检查可以发现头颈部占位性、出血性病变等，尤其是可

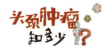

以发现头颈部的微小转移灶。

　　进行腹部平扫或各部位增强扫描前，患者需要禁食至少 4 小时。在接受钡餐检查后的 1 周内，不宜进行腹部 CT 检查。病情危重且难以配合的患者、孕妇以及不适宜接触 X 射线的人群应禁止接受 CT 检查。

9. MRI 检查的意义

　　磁共振成像（MRI）是一种安全且可靠的医学影像技术，它几乎不会对患者造成伤害或电离辐射。这种检查方法无需使用对比剂，即可从多个角度清晰地展示大血管、心脏、肌肉等解剖结构以及相关病变，从而相对准确地诊断肿瘤及炎性病变等。

　　在肿瘤的早期诊断中，MRI 的应用范围包括但不限于：颅脑、颈椎、脊髓等部位的肿瘤早期发现，评估实体肿瘤与周围血管的关系，以及良性和恶性肿瘤的区分。在头颈部大多数肿瘤的检查中，MRI 可作为首选的影像学检查方法。

　　MRI 检查室内禁止携带任何铁磁性物品（如手表、钥匙、金属硬币、发卡、轮椅、身份证和银行卡等），以及电子产品。此外，幽闭恐惧症患者、装有心脏起搏器的患者、需要心电监护的危重症患者、体内带有人工植入物（特别是铁磁性或电子类）的患者，以及因各种原因无法保持静止姿势的患者均不适合进行 MRI 检查。

10. PET-CT检查的意义

PET-CT即正电子发射断层和X线计算机断层组合的多模式成像系统，被广泛应用于医学影像领域。该设备能够在分子水平上进行全身成像，可实现恶性肿瘤的定位及定性，准确率约为95%。

在恶性肿瘤诊断中，PET-CT检查应用主要包括以下几方面：①鉴别良、恶性肿瘤。②肿瘤的疗效评估及复发监测。③肿瘤的分期、分级以及全身情况的评估。④肿瘤的早期诊断与筛查。⑤指导放疗的靶区勾画。

温馨提示

> 　　在检查前24小时，应保持饮食清淡，避免剧烈运动。进行显像检查前，被检患者注射药物后应静卧休息，避免交谈和活动。禁食时间为6小时，可少量饮用清水。注射示踪剂后排尿需注意不污染衣物，在扫描结束后请勿急于离开（有些情况需要延迟扫描）。检查结束后，请多喝水以促进药物代谢并加速体外排出。24个小时内请勿接触孕妇或儿童。

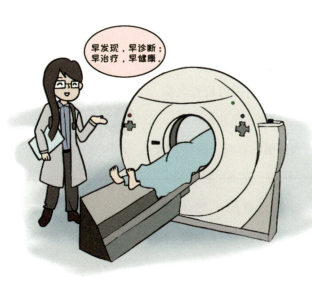

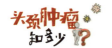

11. 超声检查的意义

超声检查是利用超声波的物理信号诊断疾病，探头在人体发出超声波，到达各个组织和器官表面并产生回波信号，收集信号形成人体组织结构图像检查，是常用的医学检查手段。

超声检查的优点：

安全简单、对人体没有辐射，可多角度和多方面观察病灶，大致了解肿瘤所生长的位置、跟周围组织器官之间的联系，尤其是对于颈部淋巴结、甲状腺的疾病筛查有着很大优势，对诊断和治疗癌症有着重要的意义。

超声检查在肿瘤早期诊断中的应用：

①甲状腺彩超可检查甲状腺的炎症、肿瘤、钙化灶等。体检发现的甲状腺结节需要进一步进行病因诊断。

②颈部淋巴结彩超可检查颈部淋巴结的结构是否正常，淋巴结是否肿大、肿大数目等，大致判断患者的颈部淋巴结的健康程度。

③女性乳腺、生殖系统超声可检查乳腺、子宫、卵巢，鉴别炎症、肿瘤、囊肿等。

④腹部彩超可检查肝脏、肾脏、胰腺、脾脏，鉴别炎症、肿瘤、结石、息肉、钙化等。

⑤泌尿系彩超可检查肾脏、输尿管、膀胱、前列腺，鉴别囊肿、肿瘤、结石、钙化等。

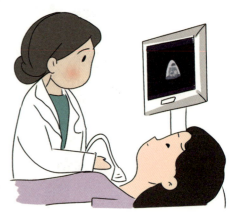

腹部检查前一天的晚饭，应清淡饮食，并禁食一夜。检查当日早晨应禁食禁饮，以防腹部胀气导致 B 超显像不清。腹部彩超前两天，应避免进行胃肠道钡餐及胆道造影。泌尿系彩超检查前 1 ~ 2 小时，可饮用 400 ~ 600 mL 的水以使膀胱充盈。

12. 基因检测的意义

　　基因是携带遗传信息的 DNA 片段。通过基因检测，我们能够利用血液、其他体液或组织样本对个体的疾病易感基因进行分析，从而预测其患特定疾病的遗传风险。这有助于提前识别、预防和治疗疾病，实现 "早发现、早预防、早治疗" 的目标。目前，基因检测在肿瘤学领域的应用尤为广泛。

（1）肿瘤遗传易感基因检测

　　肿瘤的发生与遗传有重要的联系，通过肿瘤遗传易感基因的检测，就可预知其患某种疾病的遗传学风险，进行积极的健康管理。

（2）肿瘤的筛查

　　肿瘤的筛查可通过基因检测技术，对游离 DNA 的测序，检测疾病易感基因是否发生致病突变，从而实现肿瘤的早期筛查。目前，基因检测在肿瘤筛查中比较成熟的应用是癌症的复发筛查检测。

（3）肿瘤的靶向药物治疗

　　通过对患者肿瘤组织 DNA 和全血 DNA 进行比较，检测出可能存在的基因突变，并根据目前的指南和药物研发情况寻找靶向治疗药物。基于基因检测结果，制定个性

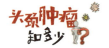

化治疗方案，科学指导用药，避免毒副作用并帮助患者选择最佳化疗方案。

（4）肿瘤侵袭与转移的检测

通过对转移灶和原位灶进行基因检测，寻找驱使肿瘤发生的关键基因以及相应的靶向药物治疗。

当然，并非每个人都需要进行肿瘤基因筛查，否则将是医疗资源的一种浪费。以下几类重点人群有必要尽早进行肿瘤基因筛查：

👉 有肿瘤家族史的人，如家族中有两个或两个以上肿瘤病例，特别是家族中有乳腺癌、鼻咽癌、胰腺癌病史或有多个原发肿瘤的情况下。

👉 患有长期或慢性疾病的人，例如，约80%的肝癌患者、有乙型肝炎病史或者为乙肝病毒携带者；约5%的胃癌患者的胃部检测出幽门螺杆菌的存在，因此长期患有胃病的人群是胃癌的高危人群。

👉 长期暴露在高污染环境中或有不良生活习惯和不健康生活方式的人，可以通过基因检测了解个人在不同疾病上特别是某种类型癌症上的发病倾向。

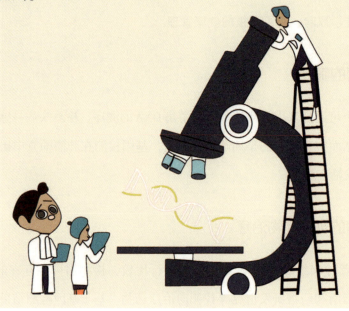

13. 孕期得了癌症怎么办

若在妊娠初期诊断出恶性肿瘤，建议在孕期第 12 周之后进行手术切除，以减少流产风险；如果是妊娠晚期发现的肿瘤，也可以等到妊娠足月，胎儿出生后，尽快接受抗肿瘤治疗；若病情严重，则可能需要立即终止妊娠。癌症进展迅速，极易引发感染，务必尽快接受治疗。

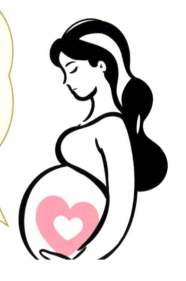

当然患者也有疑问：**孕妇患癌会传染给腹中的胎儿吗？** 实际上，这种可能性极低。胎盘具有强大的屏障功能，能够阻挡大多数可能影响胎儿发育的有害物质。只有极少数情况下，如黑色素瘤、非霍奇金淋巴瘤和白血病等迅速扩散的癌细胞，才可能穿过胎盘屏障，但这种情况极为罕见。

和青青 / 王志强

第4章　肿瘤三级预防

1. 什么是肿瘤三级预防

　　三级预防，即对已经患有恶性肿瘤的患者进行积极有效的治疗，一般采取多学科综合治疗的方法。主要通过手术、放疗、化疗、免疫治疗等方法，预防肿瘤复发、进展，降低肿瘤的致残率、致死率，延长患者的生存时间，提高患者的生存质量。

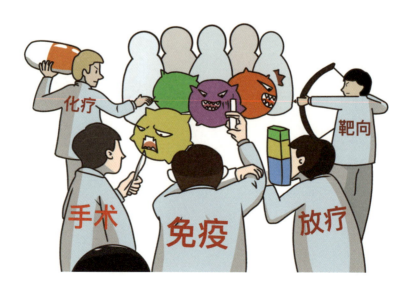

2. 肿瘤常见的治疗方法

> 肿瘤的治疗方式主要有传统三大类：手术、放疗、化疗，除此之外，还有靶向治疗、肿瘤免疫治疗、内分泌治疗、生物治疗等治疗方式。

手术：

恶性肿瘤手术治疗旨在使用手术完整切除肿瘤，从而达到根治性治疗的目的。手术要求在尽可能减少伤害正常组织的前提下，完整切除病灶。

放疗：

肿瘤放射治疗是一种局部治疗方式，它利用放射线对肿瘤进行治疗，其目的在于对细胞的DNA造成损伤，从而导致细胞死亡。肿瘤放射治疗与手术相似，但其适用范围更为广泛。它主要适用于以下情况：无法通过手术完全切除的局部病灶，寡转移患者，术后切缘呈阳性的患者，术后或化疗后仍有残余病灶或治疗后面临高复发风险的患者。

化学药物治疗：

化学药物治疗简称化疗，旨在使用化学药品来抑制肿瘤生长或消灭肿瘤，有局部用药和全身用药。化疗针对人体所有的细胞，包括肿瘤细胞和正常细胞，这意味着所用药物在消灭肿瘤细胞的同时也会伤害到正常细胞，因此化疗可引发多种副作用。除少数血液系统肿瘤可被化疗治愈外，其余肿瘤单靠化疗很难治愈，所谓"生命不息，化疗不止"。

靶向治疗：

靶向治疗，是在细胞分子水平上，针对已经明确的致癌位点的治疗方式，又被称

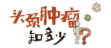

为"生物导弹"。通常情况下，靶向治疗相较于化疗，具有高疗效、低毒性的特点。

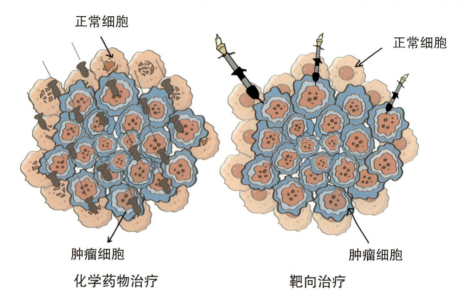

正常细胞　　　　　　　　　　　正常细胞

肿瘤细胞　　　　　　　　　　　肿瘤细胞

化学药物治疗　　　　　　　　　靶向治疗

肿瘤免疫治疗：

肿瘤免疫治疗其旨在激活人体免疫系统，依靠自身免疫机能杀灭癌细胞和肿瘤组织。与以往的手术、化疗、放疗和靶向治疗不同的是，免疫治疗针对的靶标不是肿瘤细胞和组织，而是人体自身的免疫系统。

内分泌治疗：

内分泌治疗也称肿瘤激素治疗，主要为抗雄激素和雌激素治疗。头颈部常见恶性肿瘤不涉及内分泌治疗。

生物治疗：

肿瘤生物治疗就是利用现代生物学技术或生物学产品进行肿瘤治疗的新方法。其主要包括两大方面：一方面，就是上述所说的通过调动自身防御系统治疗肿瘤的肿瘤免疫治疗；另一方面，就是肿瘤的基因治疗。目前生物治疗多处于临床试验阶段，其疗效和潜在的副作用存在一定的不确定性，因此在选择时需要格外谨慎。然而，随着基因工程和生物信息学等领域的不断进步，肿瘤生物治疗正逐渐成为癌症治疗领域的一个重要方向。

③. 治疗肿瘤需要多长时间

　　许多癌症患者对于肿瘤治疗所需时间以及治疗结束后的复发预防问题非常关注，特别是治疗的持续时间。然而，肿瘤治疗的时长并没有一个统一的答案。肿瘤的种类、分期以及所采用的治疗方法都会对治疗周期产生影响。对于某些癌症患者来说，手术后可能还需要经历数个疗程的化疗，以加强疗效并防止癌症的转移和复发。

以头颈部肿瘤为例，通常分为三种情况：

单纯手术：

　　一般来说，治疗前通过影像系统和辅助检查明确诊断及手术适应证后即可进行手术，手术前一般需要准备 7 天左右，术后 7 天左右方可出院，整体治疗时间约 2 周。

术后加用放化疗：

　　对于一部分恶性肿瘤患者而言，术后前往放疗科接受辅助放疗是必要的。通常情况下，术后 3 ~ 4 周是进行放疗的理想时间窗口。对于大多数头颈部肿瘤患者，放疗的常规疗程持续约 6 周。然而，在放疗过程中，如果肿瘤退缩较快或者体重下降较大，导致原先的放疗计划与实际的病变范围不再相符，此时需要重新制订放疗计划，这将不可避免地延长整个疗程的时间。此外，如果患者在放疗期间出现不良反应或其他不耐受症状，需要暂停放疗，这也可能导致疗程时间的延长。因此，整个治疗过程需要 6 ~ 8 周的时间。

无手术指征的患者：

　　这里仅阐述非复发、转移的患者。在患者不再适合接受手术治疗的情况下，通常

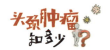

会采取一种综合治疗策略，即"诱导化疗+同期放化疗+辅助化疗"的三明治式治疗方案。一般而言，化疗周期为每21天（即3周）一次，其中诱导化疗阶段需要2~3个周期，同期放化疗阶段也需2~3个周期，而辅助化疗阶段则需2~4个周期。整个治疗过程持续20~30周，但具体周期数会根据患者的病情状况以及对化疗药物的耐受程度而有所调整。

4. 入院前需要做哪些准备

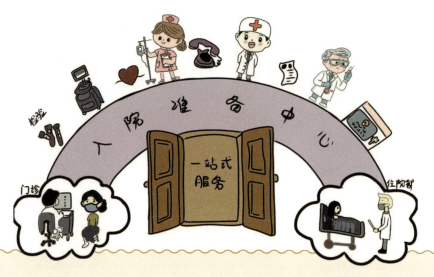

当患者得知需要住院接受治疗时，他们常常会涌现出各种情绪反应，包括对手术、放疗和化疗的忧虑，以及对康复的强烈期盼。提前计划并在住院前准备好相关物品可最大限度地减轻心理上的压力。

（1）入院前尽量洗澡、理发，保持个人清洁。

（2）经济上的准备。治病是要花钱的，尤其是恶性肿瘤治疗，费用通常较高，往往以万元为单位，而且许多高效、创新的药物通常需要自费。请患者及其家属根据自身条件，确保财务上的准备充分。

（3）携带必要的就医文件，包括身份证、医保卡、住院证以及在其他医院进行的重要检查资料和用药清单。

（4）携带经常服用的药物，并向医生说明情况，如糖尿病、心脑血管疾病等。

（5）带一些健康的水果、零食或营养粉。无论是手术还是放化疗，患者在治疗期间都需要补充营养，良好的饮食有助于加速康复。

（6）带好自己的个人用品，如牙齿护理产品、餐盒等。

（7）医院就诊时，大量时间常被耗于候诊及等待检查结果过程中。建议提前规划活动，以缓解等待期间的焦躁感。

5. 治疗结束后复查时间

> 放化疗后患者的病情能够得到有效地控制，但仍然存在复发和转移的概率，故仍需要定期复查。一般来说，若无特殊情况，患者每2～3个周期化疗后复查1次，放化疗结束后全面复查1次，放化疗后3年内每3个月复查1次，第3～5年每6个月复查1次，5年以后每1年复查1次。

6. 治疗后肿瘤残余怎么办

> 恶性肿瘤的治疗方式主要有传统三大类：手术、放疗、化疗。除此之外，还有免疫治疗、靶向治疗、内分泌治疗、细胞生物治疗等治疗方式。

部分恶性肿瘤治疗后仍可出现肿瘤残余，这种情况多见于惰性肿瘤、高度恶性肿瘤、肿瘤复发病灶及转移病灶。

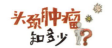

惰性肿瘤：

惰性肿瘤多指对放化疗不敏感的肿瘤。此种肿瘤治疗后极难消除。若肿瘤分期较早，周边无重要器官或结构，首选手术完整切除；若无手术适应证，可采取根治性放化疗。治疗后，若肿瘤无明显增大或转移，可采取等待观察的处理办法；若出现肿瘤残余，可再行手术治疗。

高度恶性肿瘤：

此类肿瘤多数对放化疗较为敏感，经根治性治疗后原发病灶部位肿瘤残余的概率不高，但是易出现远处转移。

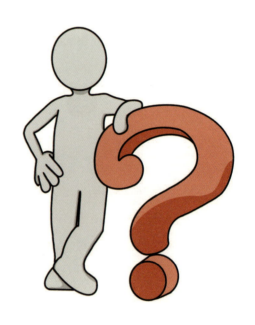

肿瘤复发病灶及转移病灶：

许多患者在经过标准治疗后可出现局部复发或远处转移，由于既往接受过放化疗，肿瘤细胞往往显示出对治疗的抵抗性。针对这类病灶，通常需要采用新的治疗组合策略。

7. 肿瘤治愈的标准

肿瘤治愈是指通过有效的治疗手段，彻底消除了体内的所有肿瘤细胞，并且在相当长的时间内不会出现复发的情况。肿瘤缓解则意味着肿瘤细胞减少或完全消失，临床上也只能观察到肿瘤细胞很少甚至没有肿瘤细胞存在的证据，即部分缓解和完全缓解。值得注意的是，即便在达到完全缓解的状态之后，肿瘤细胞仍有可能潜伏在体内，导致复发，这种情况通常发生在治疗完成后的 5 年之内。因此，治愈率是一个相对指标，不仅与肿瘤的种类相关，还与确诊时的肿瘤分期有关。通常情况下，确诊肿瘤并治疗后的 5 年无瘤生存率能较为近似地反映临床治愈率。

当然，在临床诊疗过程中，不同医生对肿瘤治愈率的理解可能存在差异，这里仅列举 3 个可供参考的恶性肿瘤临床治愈率的标准：

标准一：　5 年无瘤生存率

经过正规治疗，若患者生存时间超过 5 年且无肿瘤复发，则可视为癌症治愈。此标准被国内外学术界广泛认可，不同类型的恶性肿瘤其 5 年无瘤生存率相差甚大。但随着医疗技术的不断进步和新型药物的不断问世，我们相信恶性肿瘤的治愈率将会越来越高。

标准二：　肿瘤的症状

恶性肿瘤种类繁多，而大部分恶性肿瘤均呈现典型症状，如发热、无明显原因的体重减轻以及淋巴结肿大等。若经治疗后患者的症状减轻或消失，并且生活质量得到提升，也可作为判断是否可能治愈恶性肿瘤的一个标准。

标准三：　影像检查

患者不适症状消失后，务必进行全面检查，包括肿瘤相关标志物的采血化验，以及通过 CT、B 超、PET-CT 和磁共振成像等手段来确认有无残留病灶。如果这些检查结果均为阴性，我们可以初步认为患者的恶性肿瘤可能已经得到了临床治愈。

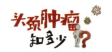

目前绝大多数早期（Ⅰ期）恶性肿瘤，通过规范的手术完整切除肿瘤即可实现很高的治愈率。能够通过内科治疗取得临床治愈的肿瘤（5年生存率在30%以上）有淋巴瘤、睾丸肿瘤、滋养细胞肿瘤、某些儿童肿瘤和急性白血病等；通过内科治疗与手术、放疗等结合，鼻咽癌、乳腺癌、肺癌、结直肠癌、卵巢癌和软组织肉瘤等的治愈率也相对较高。

田　芮／李世鹏

第5章 鼻咽癌

1. 鼻咽癌的发病率

鼻咽癌是发生于鼻咽部黏膜上皮的恶性肿瘤，居我国头颈部肿瘤发病率之首。而且鼻咽癌还是具有鲜明的地域高发特性的恶性肿瘤，好发于我国南方地区，以广东、广西为主，湖南、湖北、香港、福建等地发病率也位居前列，男性发病率明显高于女性，为女性的 2 ~ 3 倍。

2. 鼻咽部在哪里

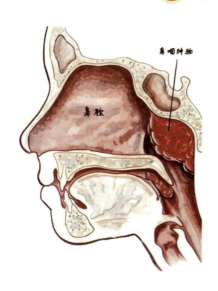

鼻咽癌在头颈部恶性肿瘤中的发病率极高。那么鼻咽癌究竟生长在何处呢？鼻咽部位于鼻腔后部，也就是俗称的"鼻腔与咽喉的连接处"。由于该区域隐蔽且无法直接触摸，通常需要使用内镜进行观察。因此，在早期阶段，该部位的肿瘤很难被发现。

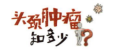

3. 鼻咽癌发病的高危因素

（1）EB病毒

EB病毒（Epstein-Barr Virus，EBV）是一种具有双链DNA结构的病毒，它在人群中普遍存在。研究显示，超过95%的成年人体内可以检测到该病毒。EB病毒与鼻咽癌之间的关联主要源于1969年的一项研究，该研究首次从鼻咽癌活检样本中培养出的类淋巴母细胞中分离出了EB病毒，并观察到几乎所有鼻咽癌细胞中都有EBV的DNA或RNA表达，相比之下，正常组织中的表达量较低或不表达。此外，研究还发现鼻咽癌患者的外周血样本中，EBV相关的抗体和EBV DNA拷贝数显著升高。这些发现共同指向了一个结论：EB病毒的感染与鼻咽癌的发生和发展有着密切的联系。

当然，若临床上查出存在EB病毒抗体阳性也并非代表得了或者将要得鼻咽癌。

（2）遗传因素

特殊的地理分布和家族聚集性都表明鼻咽癌具有一定的遗传易感性。然而大多数鼻咽癌呈散发状态，仅有10%左右的患者有一级亲属鼻咽癌家族史。

（3）环境因素

咸鱼和其他腌制食物：

咸鱼是较早确定的鼻咽癌的危险因素之一。早在1967年，就有学者发现、在香港生活和工作在船上的疍家人（船民）鼻咽癌发病率特别高，提示可能与船民特殊的生活习惯和遗传背景有关。广东地区的病例对照研究表明，在童年期食用咸鱼者患上鼻咽癌的风险是未摄入者的2.45倍，而成年期食用则为1.58倍。

除了咸鱼，有报道提示其他的腌制食物也和鼻咽癌发病有关，如其他腌制肉类、腌制蔬菜等。非洲北部、印度和美国的研究发现，摄入腌制油脂类或其他腌制肉类食物均会增加鼻咽癌的患病风险，成人长期摄入腌制蔬菜者患鼻咽癌的风险是未摄入者的 2 倍以上。

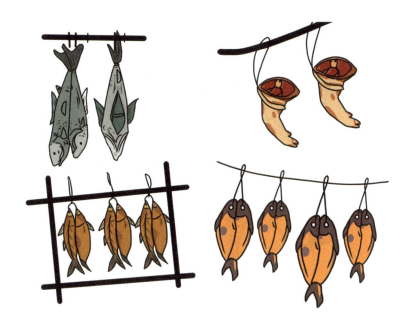

吸烟与饮酒：

不同人群的病例对照研究均发现吸烟能增加鼻咽癌的发病风险（2 ~ 6 倍）。因此，吸烟是鼻咽癌公认的危险因素之一。吸烟与鼻咽癌的关联可能因鼻咽癌的病理类型而异。美国的一项研究表明，约 2/3 的角化型鳞状细胞癌（WHO 病理分型，Ⅰ型）与吸烟有关，但分化非角化型癌和未分化非角化型癌（WHO 病理分型，Ⅱ型或Ⅲ型）鼻咽癌与吸烟无关。因此，中国香港和美国角化型Ⅰ型鼻咽癌发病率下降可能与吸烟率下降有关。

酒精与鼻咽癌发病风险之间的关系目前尚不明确。尽管多项病例对照研究提供了不同的结果，但 2019 年的一项研究分析表明，现在或曾经饮酒的人群相较于从未饮酒的人群，其鼻咽癌发病风险略有升高。

职业暴露：

一些研究发现粉尘的职业暴露与鼻咽癌发病有关，吸入性粉尘可能沉积在鼻咽部

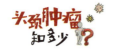

黏膜造成长期的慢性炎症刺激而具有致癌作用。

4. 鼻咽癌如何确诊

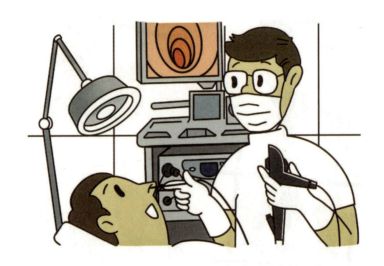

在发现疑似鼻咽癌的症状时，我们首先应到医院进行全面检查。电子鼻咽镜是最简单、性价比最高的检查方法，而且当鼻咽镜发现肿物时，我们还可进行鼻咽肿物活检。

其次，鼻咽部及颈部淋巴结的MRI增强扫描也是必备的检查项目之一。它使临床医生和影像学医生能更精确地对鼻咽癌的侵犯范围进行三维定位和定量分析，从而有效地帮助临床医生判断病情和预后。甚至可以通过影像工作站将扫描得到的图像数据输入并进行图像融合，为临床治疗野的设计提供精确的诊断信息。

最后，是PET-CT检查。PET-CT检查可较早地发现潜在的转移灶，准确率在90%以上。PET-CT可以通过检测肿瘤细胞内 ^{18}F-FDG 的摄取量来明确病变范围及活性，一般认为，恶性程度越高，生长越快，所需要的葡萄糖量也就越多，对 ^{18}F-FDG 的摄取也就越明显。PET-CT诊断恶性肿瘤的准确率非常高，但是由于PET-CT目前是自费项目且费用较高，临床应用的可行性较低。

通过以上检查的应用，我们可以对鼻咽癌的诊断及临床分期做出较为准确的判断，为接下来的治疗提供重要的依据。

5. 做电子鼻咽镜痛苦吗

一般而言，鼻咽镜检查通常不会引起疼痛，因此患者无需担心。电子鼻咽镜是早期发现鼻咽肿物至关重要的检查手段，它能清晰地展示整个鼻腔和鼻咽区域的状况，是不可或缺的检查项目之一。与胃镜和肠镜相比，电子鼻咽镜配备有非常小巧（直径更细）的镜头，并且检查的部位相对较浅。在进行鼻咽镜检查之前，通常会先使用局部（表面）麻醉剂和血管收缩剂（如丁卡因、利多卡因、麻黄素、去甲麻黄碱、赛洛唑啉等），然后将镜头沿着自然腔道顺利进入进行检查。在这个过程中很少接触到鼻中隔黏膜。因此，在经验丰富的医生操作下进行鼻咽镜检查时，患者极少出现"痛哭"的情况。

6. 鼻咽癌的临床表现

鼻咽是呼吸道的一部分，缺乏特异的器官功能。因此，鼻咽癌所引起的症状基本上是肿瘤增大所引起的生物"占位效应"，即癌灶堵塞、挤压或侵蚀鼻咽及其周围组织器官引起继发性生理和病理性效应。鼻咽癌最重要的临床表现可归纳为"七大症状、三大体征"。

★ 七大症状：

①**涕血**：又称为回吸性痰中带血，主要表现为鼻涕中带血，或表现为从口中用力回吸出带血的鼻涕。

②**鼻塞**：常为单侧性，由于肿瘤堵塞后鼻孔所致。

③**耳鸣**：侧壁肿瘤堵塞或压迫咽鼓管（鼻咽和耳朵之间的一条细小的管腔）

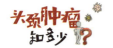

引起。

（4）**听力下降**：侧壁肿瘤易于堵塞或压迫咽鼓管，导致传导性听力障碍。

（5）**头痛**：以单侧颞顶部或枕部的持续性疼痛多见，往往是由于肿瘤浸润并向颅底扩展，累及颅神经或合并感染而引起。

（6）**面麻（面部麻木）**：多为单侧第V颅神经的一支或多支受侵犯或压迫而引起的相应神经支区域麻痹。主要表现为无法吹气、口角下垂或牵拉至对侧，同时颜面深部感觉丧失。

（7）**复视**：为第Ⅲ、Ⅳ、Ⅵ颅神经受侵犯所致，最多见是第Ⅵ颅神经损害而致的外展受限。

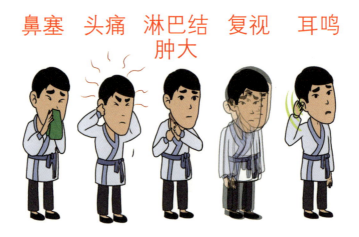

鼻塞　头痛　淋巴结肿大　复视　耳鸣

★ **三大体征：**

①**鼻咽肿物**：用间接或纤维电子鼻咽镜可完整观察鼻咽腔内局部肿瘤情况。

②**颈淋巴结肿大**：多数鼻咽癌的首发表现，其典型部位是颈深上组淋巴结，也就是耳朵下方靠近下颌角区域的淋巴结。如果淋巴结快速增大，压痛不明显，不能移动，且经过抗炎治疗无效后，必须及时到医院就诊，排除肿瘤可能。

③**颅神经损害**：病灶发生在或累及鼻咽侧壁（咽隐窝）后，容易沿着神经孔道侵及颅内。因此，部分患者可出现颅神经损害的症状，主要表现如下：

十二对颅神经功能性质与出颅位置

神经名	临床表现
Ⅰ 嗅神经	嗅觉障碍
Ⅱ 视神经	视力下降或失明
Ⅲ 动眼神经	眼球运动障碍、上睑下垂
Ⅳ 滑车神经	眼球不能转向外下方
Ⅴ 三叉神经	特殊内脏运动纤维始于三叉神经运动核
眼神经 V1	眼睑、泪囊、鼻腔前部黏膜，以及额顶部、上睑和鼻部的皮肤
上颌神经 V2	眶下、鼻侧、上唇皮肤及上颌部牙齿感觉障碍
下颌神经 V3	感觉：面颊、下唇、下颌皮肤、舌前 2/3 及下颌部牙齿感觉障碍；运动：翼肌瘫痪，张口下颌偏向患侧
Ⅵ 外展神经	眼球外展障碍、复视
Ⅶ 面神经	周围型的面瘫、额纹消失、闭眼不全、鼻唇沟变浅、下唇偏歪
Ⅷ 听神经	耳性眩晕、耳聋
Ⅸ 舌咽神经	口咽、感觉麻痹；吞咽障碍
Ⅹ 迷走神经	呛咳，声音嘶哑
Ⅺ 副神经	耸肩无力
Ⅻ 舌下神经	伸舌偏向患侧，舌肌萎缩

7. 得了鼻咽癌该怎么办

鼻咽癌是一种对放疗和化疗极为敏感的恶性肿瘤，在头颈部肿瘤中，其生存期也是相对较长的。所以，当怀疑得了鼻咽癌时，不要慌，办法总比困难多。

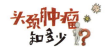

首先，我们需要尽快至当地正规医院耳鼻喉科完善检查，完善鼻咽部病理组织活检，明确是否真的是得了鼻咽部恶性肿瘤。目前早期鼻咽癌的治愈率（5年以上生存率）接近100%，局部晚期（不是出现远处内脏器官等转移的晚期）3年以上无瘤生存率也在90%左右，即便是出现了骨、肝脏、肺的转移，治愈率也在50%左右，都有治愈的机会。

8. 鼻咽癌的治疗前检查

恶性肿瘤的诊断前评估主要包括两个方面：局部评估和全身评估。局部评估旨在确定肿瘤的大小及其侵犯的范围。对于鼻咽癌来说，局部检查项目包括电子鼻咽镜和鼻咽及颈部MRI。选择MRI的原因在于其在显示鼻咽及颈部淋巴结肿瘤侵犯范围方面优于CT扫描，能够提供清晰的图像；而电子鼻咽镜则能够发现MRI图像上难以察觉的小病灶，因此也是必做检查项目。全身检查主要为PET-CT或其他替代性检查。在经济条件允许的情况下，恶性肿瘤患者治疗前均应接受此项检查。当然有人或许会问，不做PET-CT就无法明确是否存在远处转移吗？事实并非如此，我们也可以选择替代性检查方法，如胸腹部B超和全身骨扫描等，但相较于PET-CT而言，这些方法的准确性稍逊一筹。在经济条件欠允许的情况下，选择胸腹部B超和全身骨扫描也可初步排查有无转移发生。

9. 鼻咽癌的治疗方案

所有鼻咽癌患者在发病的不同阶段几乎都要接受放射治疗。放射治疗是鼻咽癌最主要的治疗方式。癌症治疗方案每年都在不断更新，然而其基本治疗模式变化不大。

Ⅰ期：

建议单纯放疗；若病灶符合可切除的范围，也可在国内知名教授的指导下行手术切除。

Ⅱ期：

一般行铂类同时期放化疗；也有研究显示单纯放疗效果好。

Ⅲ期～Ⅳa期：

一般先行诱导药物治疗 2 ～ 3 个周期，肿瘤体积缩小后再行铂类同时期放化疗。

Ⅳb期（有远处器官转移）：

先行辅助药物治疗 4 ～ 6 个周期，根据病灶消退情况决定是否加用局部放疗或手术治疗。

随着抗血管治疗和免疫治疗等新型药物的问世，肿瘤的治疗方案是日益更新的。同时，每位患者的身体状态、家庭情况也是不同的。因此，没有最好的方案，只有最合适的诊疗方案，以上方案仅供参考。

10. 治疗方案如此之多，该怎么选择

相信许多患者在就诊过程中都会出现这种疑问，医生讲了多种治疗方案到底哪一种治疗方案适合自己呢？站在医生的角度来说，首先，我们希望患者选择入选临床试验。临床试验的方案都是经过同行专家评审、伦理委员会反复辩证的，保证了方案的先进性和可行性。此外，在患者治疗结束后，还有随访观察员对患者的生活质量进行全面的评估，指导患者后续的康复，可以使患者得到最优质的诊疗服务。

其次，我们建议尽可能采用标准治疗方案，或者是在标准治疗方案基础上的创新性方案。标准治疗方案是基于大量数据并经过实践验证的，疗效相对较好且毒副反应尚可接受。而非标准治疗方案大都存在治疗上的缺陷。而标准治疗基础上的创新性方案有时也可以选择，但必须要有理论基础，至少理论上是获益可行的。此种方案与临

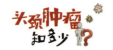

床试验的区别在于，前者没有经过第三方论证，方案的先进性和可行性尚需进一步验证。然而全国有能力开展临床试验的中心非常稀少，新的抗肿瘤药物层出不穷，如果等待某种药物正式批准应用于鼻咽癌，可能我们已经错过或失去最佳的用药时机了，选择此方案与否，需患者结合当地医院诊疗水平与自身经济实力综合考虑。

最后，对于 PS 评分 > 2 分（生活仅能部分自理，日间一半以上的时间卧床或坐轮椅）的重症患者，推荐选择最佳的对症支持治疗（即对症处理）。若此时选择抗肿瘤治疗，很有可能会加速患者的离世。

11. 鼻咽癌治疗相关毒副反应及功能恢复

所有的治疗方案均会产生与治疗相关的毒副反应，具体不良反应的预防及治疗见"第 12 章认识放疗"章节中的相关内容。

12. 放疗会掉头发吗

鼻咽癌患者放疗期间是有可能出现脱发的，这主要与发囊是否位于受照射区域内或射线通过的路径上有关，当放疗剂量达到一定剂量后便会引起脱发。放疗后的脱发一般是可以再生的。需要注意的是，每个人的头发生长速度不尽相同，一般而言，大约 6 个月后，头发的量可以恢复到治疗前的状态。

13. 放疗会影响生育吗

鼻咽癌患者放疗几乎不会影响生育。鼻咽癌的放疗部位位于头颈部，与生育的器官（睾丸和卵巢）相距甚远，治疗部位的散射剂量不会影响到生育器官。然而，放射治疗时机房内部会存在散射线，此散射线剂量远高于常规CT及X线片的散射线，因此鼻咽癌患者在接受放疗期间仍然有导致后代畸形的可能。建议患者在完成治疗后至少半年以后再决定受孕，并严格进行畸形筛查。

14. 放疗后为什么每天要冲洗鼻腔

鼻咽癌放疗后可产生放射性鼻窦炎，是放射线损伤鼻窦黏膜导致的一系列炎症反应。鼻咽癌患者在放疗过程中冲洗鼻腔有何好处呢？

①将黏附在鼻咽部的肿瘤坏死物冲洗掉，可以减少鼻咽部细菌繁殖。②冲洗鼻腔分泌物，可降低鼻甲粘连的发生率。

在放疗结束以后为何仍要继续冲洗鼻腔和鼻咽呢？放疗后，鼻咽和鼻腔黏膜因受到高剂量放射线照射而导致正常功能损害，其清除表面污物和细菌的能力下降，从而易于局部细菌滋生并形成脓性分泌物。严重者可能会出现局部感染坏死。因此，在放疗后仍需进行冲洗以减少感染风险。此外，由于鼻甲水肿肥大状态仍然存在，持续冲洗可以进一步降低鼻甲粘连的发生率。

15. 如何冲洗鼻腔和鼻咽

鼻腔冲洗是通过借助某种装置将冲洗液送入鼻腔，促进鼻腔/鼻窦内分泌物的排除、减轻鼻黏膜炎症反应以改善黏膜水肿、清洁鼻腔内的鼻涕/鼻痂及过敏原的常用方法，俗称"洗鼻子"。冲洗时间从放疗期间开始至放疗后 1 ~ 2 年，直至放射性鼻窦炎处于静止期为止。冲洗频率：建议每日 1 ~ 2 次，个别鼻涕及鼻痂较多者，可每日冲洗 3 次。

冲洗方法：

①将洗鼻用的温生理盐水（35 ~ 38 ℃）注到鼻腔冲洗器中。
②冲洗时，取坐位，头向前倾斜 45°。

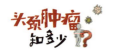

③将冲洗器上的喷头堵严一侧鼻孔，张开嘴，用嘴呼吸，使水流入鼻腔而由对侧鼻孔或口腔流出。同法冲洗另一侧。

④在换洗另侧鼻腔前，可轻轻擤鼻，将鼻内分泌物排出。

⑤如果两侧鼻腔在洗过一次后仍有分泌物流出，则可重复洗2～4次，直到洗净为止。

鼻腔冲洗注意事项：

①洗鼻完毕后，用清水把鼻腔冲洗器清洗干净，风干备用，切勿让细菌滋生而造成洗鼻时将病菌带入鼻腔内。鼻腔冲洗器属于个人用品，不能交叉使用，防止交叉感染。

②上呼吸道急性炎症及中耳急性感染患者不宜冲洗。

③冬天鼻腔干燥的患者，不可过于频繁地洗鼻，避免因过多洗鼻而冲走鼻腔内的黏液，使鼻腔干燥症状加重，增加鼻出血的风险。

④鼻腔冲洗时先冲洗鼻塞严重一侧，再冲洗对侧。否则，冲洗液可因阻塞较重一侧鼻腔受阻而灌入咽鼓管引起中耳感染。

⑤冲洗时压力不可过大或做吞咽动作，也不可说话，以免引起呛咳和污水挤入咽鼓管引起中耳感染；冲洗过程中如耳朵出现耳闷或其他不适，应停止冲洗并报告医生，及时处理。

⑥洗鼻后会有盐水慢慢流出的现象，属正常现象，不用担心。洗鼻后建议可温和地擤尽多余的盐水，切勿用力擤鼻涕（容易造成液体流往咽鼓管而造成耳朵不舒服）。

16. 放疗后可以正常工作吗

放疗结束后，由于放射线对细胞具有致死性细胞损伤和潜在致死性细胞损伤，因此，患者在放疗结束后的 3 个月内仍然可能会存在急性放射性的损伤。故建议患者出院回家后多休息，适当活动，保持良好的睡眠习惯，以促进身体的康复。

当然，若工作或学习环境相对轻松，也可以在放疗结束 1 个月后回归正常生活，但仍然建议患者等待放射性急性反应结束以后（3 个月后）再进行正常的工作和学习生活。

17. 抽血检查需要注意什么

所有患者须注意作息规律，不要熬夜，因为熬夜会导致肝功能指标异常。抽血前一天切记不要饮酒及暴饮暴食。

若进行肝功能、血糖、血脂的检测，建议空腹。因为大多数患者并不能非常详细地了解到自己要检测的项目，故建议所有人在抽血前 8 ～ 12 小时内禁饮禁食。若需口服降压药、降糖药物等，也可少量饮水，不宜过量。

王志强 / 杨艳莉

第6章 鼻腔、鼻窦恶性肿瘤

1. 鼻窦及其作用

　　人体有四个窦腔，它们分别是额窦、上颌窦、筛窦和蝶窦，如图所示。鼻腔是呼吸过程中空气进入的初始通道，它不仅负责对吸入的空气进行加温与湿润，还具备嗅觉功能。鼻腔内壁布满了能够摆动的纤毛，这些纤毛能够拦截空气中的尘埃颗粒。纤毛的运动有助于黏液的流动，当受到刺激时，它们还能触发打喷嚏的反应。鼻窦环绕在鼻腔周围，是充满空气的空腔，它们在保护周围重要器官、产生声音共鸣、减轻颅骨重量、提供绝缘和隔热、执行局部免疫功能、缓冲压力、促进与鼻腔的气流交换以及产生气传性内分泌因子以调节肺部生理功能等方面发挥着重要作用。所以说不能小瞧鼻腔、鼻窦的作用。

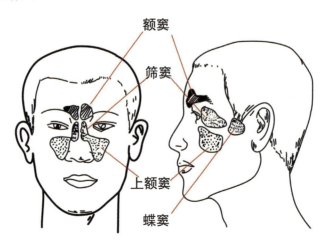

额窦　筛窦　上额窦　蝶窦

2. 常见诱因

鼻腔、鼻窦肿瘤的发病原因目前还不十分清楚，已知与本病有关的可能因素较多。常见因素有：

（1）木屑、镍、铬等职业相关因素：有报道称，鼻腔和筛窦的腺癌多发生于那些暴露在木屑环境中的木匠和锯木工人中，特别是砂纸打磨工人。

（2）长期接触化学制品，如黏合剂、甲醛、镍、铬等也会增加患病概率。

（3）人乳头瘤病毒：主要为HPV-16和HPV-18型感染，主要导致内翻状乳头状瘤的恶变。

（4）吸烟：吸烟与多种癌症发病相关。

（5）慢性炎症：慢性炎症的长期刺激可诱导基因突变，从而导致肿瘤的发生。

3. 临床表现

鼻前庭肿瘤：

鼻前庭肿瘤多数表现为无症状的肿块或结节，常有结皮和结痂。晚期病变超出鼻前庭常会引起疼痛、出血或溃疡。大面积的溃疡病变可引起感染，导致严重触痛，需要麻醉才能完成临床上的评估。

鼻腔肿瘤：

鼻腔肿瘤常表现为流涕、溃疡、鼻塞、前额性头痛以及间歇性鼻出血等症状。因症状不典型，常导致疾病的诊断被延误。随着病灶的扩大，患者可能会出现更多症状

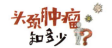

和体征，包括但不限于眼眶内侧的肿块、眼球突出、鼻梁的膨胀性肿大、由于眼眶受侵犯导致的复视、鼻泪管阻塞引起的溢泪、嗅觉区域受损导致的嗅觉异常或嗅觉丧失以及筛板穿透引起的额部头痛等。

筛窦肿瘤：

其主要症状和体征是头的正中或面部疼痛、鼻或球后区域的牵涉性疼痛、内眦皮下包块、鼻塞、鼻腔分泌物、复视和眼球突出等。筛窦肿瘤常见的症状有鼻腔症状（鼻塞、鼻出血和流涕）、眼眶症状（复视、眼眶疼痛、视力减退、突眼、内眦肿块、流泪）、头痛、嗅觉减退或嗅觉缺失等。

上颌窦肿瘤：

其在确诊时多属中、晚期病变。其症状和体征可因病变侵犯前上颌窦区而导致颜面肿胀、疼痛或面颊部感觉异常；肿瘤侵及鼻腔导致鼻出血、流涕、鼻塞等症状；侵入口腔导致齿列不合、牙槽或腭部肿块、齿槽不愈合；侵入眼眶导致突眼、复视、视力减弱和眼眶疼痛等。

蝶窦肿瘤：

早期多无明显临床症状，肿瘤晚期侵及窦腔骨壁时，几乎所有患者都有头痛，其具体可表现为头顶、枕部疼痛和（或）颈部疼痛。肿瘤向前侵及眶尖或眼眶时，可出现眼球外突，眼球固定，不同程度的视力减退，重者发生失明。肿瘤向两侧侵及海绵窦，出现Ⅱ、Ⅲ、Ⅳ、Ⅵ脑神经麻痹，同时伴发相应的症状和体征。

额窦肿瘤：

额窦肿瘤多为局部压迫症状，此处发生恶性肿瘤的概率极低。

鼻腔鼻窦的淋巴管分布相对稀疏，淋巴结转移概率不高，约为 2.5%。鳞癌的淋巴结转移率稍高，初诊时可有 10%～20% 的淋巴结转移率，而腺癌在初诊时的淋巴结转移率极低，远处器官转移率也很低。

4. 早期诊断

鼻腔、鼻窦肿瘤早期可能没有特异性的症状，多数在发现时已是局部晚期。一般定期的体检有助于早期的诊断。另外，如果有其他原因无法解释的鼻塞、鼻出血、牙痛、头面部疼痛等症状（一般症状持续 2 周以上，症状比较重），应积极至医院行鼻内镜、CT、MRI 等检查，以防漏诊。

一般来说，首诊科室为耳鼻咽喉外科或头颈外科，但有时因肿瘤部位不同，症状可能略有差别，也可能会到口腔颌面外科、眼科、神经外科及肿瘤科就诊。

5. 鼻腔、鼻窦肿瘤是否都需要手术治疗

综合治疗是鼻腔、鼻窦肿瘤的主要治疗模式，因受很多因素的影响，最初制订的治疗方案在很多情况下都有可能随患者的情况、肿瘤的转归等情况而发生转变。

手术治疗是分化好的早期鼻腔、鼻窦肿瘤或拒绝放疗的患者首选。手术方式较多，不同病理、不同部位以及不同侵犯范围应该采用不同的手术方式，但都应该遵循尽可能完整切除病变的原则。

当然，手术并不是所有肿瘤都适用。若是像淋巴瘤等一类对放化疗敏感的肿瘤或肿瘤晚期，一般首选至肿瘤放化疗科治疗。

6. 鼻腔、鼻窦肿瘤是否要做颈部淋巴结清扫术

鼻腔、鼻窦肿瘤很少出现颈部淋巴结转移，常规情况下是不做颈部淋巴结清扫手术；若是有明确证据表明已有转移淋巴结，再行选择性淋巴引流区清扫术。

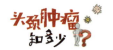

7. 手术微创好还是开放手术好

对于鼻腔、鼻窦肿瘤，无论是良性还是恶性，若肿瘤部位安全、范围较小，尽量选择微创手术治疗；而对于肿瘤范围较大且可手术治疗者，建议开放性手术，以便完整切除肿瘤且得到较好的修复。当然，鼻腔、鼻窦肿瘤建议尽量选择微创手术治疗，毕竟属于颜面部，与我们的生活息息相关。每个患者的病情都是不相同的，具体的手术方案均需要与主治医师充分沟通。

8. 手术风险有哪些

所有手术都带有潜在的风险，其中出血和感染是最常见的风险，但严重出血和感染的发生率通常较低。特定的风险包括过度切除鼻甲组织可能导致的比较严重的感觉不适〔常表现为鼻塞及鼻腔和（或）鼻咽、咽部干燥感，部分患者有窒息感、注意力无法集中、疲劳、烦躁、焦虑、抑郁、鼻腔脓涕、血性分泌物、恶臭、嗅觉减退等〕、损伤嗅觉区域引起的嗅觉变化或丧失、术中不慎损伤鼻泪管可能引起的流泪问题，以及术后炎症可能导致的鼻腔粘连、筛骨眶板损伤引发的"熊猫眼"和眶内感染等。对于额窦和蝶窦手术，还可能出现脑脊液鼻漏、颅内感染或脑脓肿等严重并发症。尽管这些情况的发生概率不高，但确实存在。需要注意的是，并发症的发生并不是必然的，它们的发生会因切除部位和肿瘤大小的不同而有所差异，有些患者可能不会遇到任何并发症，而另一些患者可能面临多种并发症的风险。

9. 术后多久可以出院

通常鼻窦肿瘤微创手术需要 4～5 天才可以出院，具体需要根据手术的复杂程度以及患者的具体情况进行判断。一般手术较简单、患者无全身疾病时，可以短期内出院，病情较复杂的患者可能需根据具体情况判断出院时间。

住院时间较短：微创手术，患者年龄较年轻，没有全身性疾病，无特殊情况时一般 4 ~ 5 天可以出院。

住院时间较长：开放性手术，手术范围较大，患者年龄较大，伴有全身性疾病，如高血压、糖尿病、心脏病及心脑血管疾病等，此时需根据具体情况在医生的判断下选择出院时间。

10. 只做保守治疗可以吗

恶性肿瘤目前并非不可治愈。恶性肿瘤越早发现并越早治疗效果才越好。如果相信某些"偏方"等治疗方法而耽误正规治疗，往往会贻误病情，所以发现罹患鼻腔、鼻窦肿瘤后尽快积极治疗才是正确的选择。

网络上流传着各种各样的"偏方"治愈肿瘤的案例，这些案例其实是没有依据的，经不起推敲，几乎全是造谣作假的。而且大多数患者在经过所谓的"保守治疗"后，都会悔不当初。生命只有一次，珍爱生命、敬畏生命。

11. 放疗和化疗选哪个好

在头颈部肿瘤中，同期放化疗（放疗和化疗同时使用）是根治性治疗的首选治疗方式。单纯放疗或单纯化疗是很难达到根治目的的。在患者身体状态较好的情况下，多种治疗方式相结合，互补治疗方式的短板才是最优选择。

当然，也有特殊的情况。例如，对化疗相对抗拒的肿瘤多采用术后放疗，如黏液表皮样癌、腺样囊性癌等，这类肿瘤极少化疗。而对于淋巴瘤或者全身多发转移的肿瘤，化疗及靶向、免疫等全身药物治疗是首选。

杨　意/程　晟

第7章　口腔癌

1. 什么是口腔癌

　　临床诊疗中，医生所说的"口腔癌"通常是指发生在口腔内的恶性肿瘤的总称，根据发病部位，一般包括颊黏膜、牙龈、磨牙后三角区、口底、硬腭及舌体等部位的恶性肿瘤。当然，广义的口腔癌所包括的范围要更为广泛，包含唇癌及口咽癌。值得注意的是，口腔癌在男性中的发病率较高，男女发病比例约为 2 ∶ 1。口腔癌患者的 1 年生存率约为 90%，3 年生存率约为 80%，而 5 年生存率则约为 60%。由于多种因素的影响，不同类型口腔癌的治疗效果存在显著差异。

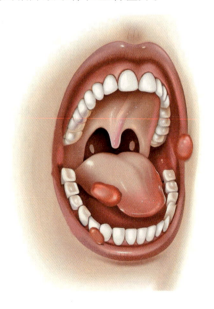

2. 发病诱因

口腔癌的发病因素一般与以下几种因素有关：

吸烟、饮酒：

口腔癌患者大多有长期吸烟、饮酒史，而且其发病率与吸烟饮酒的时间和量成正比。重度嗜烟者舌癌的发生率相比不吸烟者可增加 5～25 倍。单纯饮酒一般不会增加口腔癌的发生率，但饮酒者多伴有嗜烟的不良习惯，因此，既吸烟又喝酒者患癌的风险度更高，最高为不吸烟、不喝酒人群的 6 倍。另外，"反刍烟"习惯（把烟头放在嘴里如同咀嚼口香糖）会显著增加硬腭癌的发病率。

槟榔：

咀嚼槟榔与口腔癌的关系已经非常明确，槟榔与烟草的混合物对口腔的慢性刺激能引起口腔黏膜下纤维变性，是典型的癌前病变。其致癌性与咀嚼槟榔的时间长短呈正相关，最常发生的部位是颊部。槟榔是强致癌物，请大家务必提高警惕。

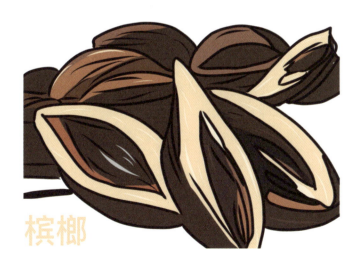

槟榔

细菌、病毒感染：

白色念珠菌感染在白斑向癌转变的过程中起到促进作用，单纯疱疹病毒（HSV）

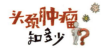

和人乳头瘤病毒（HPV）也与口腔癌的发生有关。而HPV与口咽癌的发生也有一定的关系，但是与口腔癌的相关性还不确定，而EB病毒与口腔癌的发生是明确相关的。

异物刺激和口腔卫生：

常见假牙或者智齿长期刺激口腔黏膜形成溃疡（不是所有的假牙和智齿都会刺激口腔黏膜形成溃疡），长期慢性不愈的溃疡可发生癌变；长期进食过热的食物也会导致慢性黏膜损伤。口腔卫生差容易诱发牙龈炎和口腔炎，炎症时口腔细胞处于增殖状态，长期慢性刺激可能会促进癌变。

需要强调的是，癌症的发生是各种诱癌因子长期刺激形成的，短期刺激导致的畸变细胞会被我们身体的抵御机制消除掉。

3. 口腔癌的临床症状

口腔癌较易视诊和触诊。即便如此，由于大多数口腔癌的早期症状并不明显，许多患者在确诊时就已经发展到了晚期。早期的口腔癌通常不会引起疼痛，或者仅表现为感觉异常或轻微的触痛感。当肿瘤伴随肿块和溃疡出现时，会引发较为明显的疼痛，但这种疼痛通常不会像炎症引起的那样剧烈。因此，一旦出现疼痛，尤其是牙龈或舌头的疼痛，应仔细检查疼痛区域是否有硬结、肿块或溃疡的存在。

口腔癌溃疡：

长期迁延不愈的溃疡，溃疡面质硬、边缘隆起不规则、基底凹凸不平。肿块特点为：无论是口腔内形成的溃疡还是向深层浸润形成的肿块，这些病变通常较为表浅，口腔黏膜表面总能够观察到癌组织的病变。此外，口腔癌多先向邻近的颈部淋巴结转移。有时，即使原发性病灶很小，甚至尚未出现明显症状，颈部淋巴结也可能已经发生了转移并增大。如果突然出现颈部淋巴结肿大，要仔细检查口腔。口腔癌的临床症状因发病部位不同，会出现不同的症状。

颊黏膜癌：

这类肿瘤癌早期症状较少，病变常表现为乳头状凸起或糜烂，多位于牙齿咬合线附近。

牙龈癌：

牙龈癌通常表现为咀嚼时出现疼痛，或牙齿松动。肿瘤通常发生在无牙区，或下颌骨齿槽的游离缘。下唇及下牙床的麻木表明病变已累及下颌管和下牙槽神经。

磨牙后三角区癌：

此区域的肿瘤多为外生型生长，晚期病变常引起张口困难。

口底癌：

口底癌通常表现为浸润性，容易侵蚀舌骨、口底肌肉以及舌，部分患者可出现伸舌偏向一侧。

硬腭癌：

硬腭癌通常无痛，可出现硬腭下表面黏膜的不规则、经久不愈的溃疡、间歇性出血等。

舌体癌：

发生于舌的癌，早期常表现为小的溃疡并且逐渐侵袭舌的肌肉，可出现咀嚼、吞咽或说话困难。

4. 如何诊断

口腔肿瘤多位于颌面部、口腔部表浅部位，临床体检是初步确诊的手段，但往往无法确定疾病类型。恶性肿瘤的确诊需要肿瘤病理组织活检，否则都有可能误诊。除

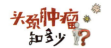

此之外，我们还要依据许多影像学检查，最常用的是头颈部MRI检查，其可以很好地显示肿瘤的侵犯范围，是评估恶性肿瘤侵犯范围首选的检查；其次是CT检查，CT检查主要目的在于排除胸、腹部的转移病灶，若MRI无法完成的情况下，局部病灶的评估也可采用CT。

5. 口腔癌必须立即手术吗

诊断口腔癌后，务必要尽早进行规范化治疗。尽可能选择前往大型三甲医院肿瘤科或肿瘤专科医院诊治，不要迷信祖传秘方，以免贻误病情。

口腔癌是一类生长位置比较特殊的肿瘤，其涉及的部位与进食、面貌息息相关。为维持其基本的功能和面貌，可切除范围有限，提倡采用以手术为核心的综合治疗。

口腔癌单纯手术治疗通常适用于极早期患者。在中、晚期患者中，手术医生面临一个两难的选择：要么为了保留器官和组织的基本功能而切除较少的肿瘤组织，这可能导致肿瘤残留；要么为了彻底切除肿瘤而切除过多，这又可能引起一系列术后并发症。此外，由于口腔癌周围的淋巴管道非常丰富，发生淋巴转移的可能性极高，且多隐匿。因此，目前提倡多学科综合治疗。综合治疗将手术作为主要手段，并结合辅助性的放射治疗、化学治疗、靶向药物治疗、免疫治疗以及其他相关方法，共同对抗癌症。

当然，随着新型药物的问世及治疗理念的更新，术前新辅助放化疗被越来越多地应用于口腔癌。这种治疗策略能够筛选出对放疗敏感的患者，从而避免手术，同时保留器官功能。对于那些对放疗不敏感的患者，随后进行手术治疗，也能最大程度地保留器官功能。接受这种综合治疗的患者通常享有更好的生活质量，并且在治疗后也更容易重新融入社会。

6. 手术风险

口腔癌的手术治疗虽然是常见的治疗方法之一，但由于口腔区域的解剖结构复杂，手术风险较高，术后恢复也需要特别关注。口腔癌手术可能面临以下主要风险：

（1）麻醉风险

口腔癌手术通常需要全身麻醉，麻醉过程中可能出现过敏反应、呼吸困难或心血管问题。对于有基础疾病（如心脏病、呼吸系统疾病）的患者，麻醉风险会更高。因此，术前的全面评估和准备至关重要。

（2）出血和感染

口腔区域血管丰富，手术中可能会出现出血较多，尤其在切除肿瘤时。此外，口腔是细菌密集分布的部位，手术过程中或术后发生感染的风险较高。感染可能导致恢复延迟，甚至需要额外治疗。

（3）神经损伤

口腔及周围区域存在多条重要神经，如面神经和三叉神经。手术可能导致这些神经损伤，进而出现面部麻木、感觉丧失或面部肌肉无力等问题。对于一些患者而言，神经损伤可能是暂时的，但也可能导致长期的功能障碍。

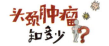

（4）功能障碍

手术可能涉及口腔的关键结构，如舌头、口腔底部和颚部等，这些部位的切除会影响到吞咽、讲话和咀嚼功能。部分患者可能会出现长期的吞咽困难、语言障碍或咀嚼障碍，影响日常生活质量。

（5）外貌变化

大范围的肿瘤切除可能会影响面部外观。这种变化可能会对患者的心理产生影响，导致焦虑、抑郁等情绪问题，特别是比较注重外貌的患者。

（6）术后并发症

术后恢复过程中，可能会出现伤口愈合不良、口腔干燥、营养不良等问题，尤其是当手术区域较大，或者患者的免疫系统较弱时。这些并发症可能导致术后恢复期延长，需要更多的护理和支持。

（7）肿瘤复发或转移

尽管手术能够去除肿瘤，但如果口腔癌处于晚期或已经发生转移，手术后复发的风险较高。术后，患者通常还需要进行放疗或化疗来降低复发风险，并继续监测可能出现的转移。

总的来说，口腔癌手术虽有一定风险，但通过精准的术前评估以及完善的术后护理，许多患者能够获得较好的治疗效果。患者应与医生充分沟通，了解手术的风险和可能的后果，做出明智的治疗决策。

7. 原发肿瘤切除术

外科手术切除是常用的治疗原发肿瘤的有效方法，适用于大多数良性肿瘤和对放射线和化学药物不敏感的早、中期及部分晚期恶性肿瘤。切除原发肿瘤时须遵循恶性肿瘤手术的无瘤原则：良性肿瘤通常在包膜外切除，临界型应在正常组织内切除，低度恶性肿瘤一般要在距离边缘 1 ~ 2 cm 处切除。高度恶性肿瘤需要更广泛地进行切除。标本取下后边缘组织应送检以确保无残留。

8. 颈部淋巴结清扫术

颈淋巴结清扫术是切除颈部淋巴组织及周围组织的手术方法，用于治疗颈部转移癌。根据肿瘤特性，针对常见转移区域进行区域淋巴结清扫。

关于临床上没有淋巴结肿大的病例是否行颈淋巴清除术，意见不一。有的提倡暂时观察，有的提倡同时清扫。因为临床上确实有一些淋巴结不大但却已经转移的病例。需要强调的是，随着现代治疗技术的发展，除部分对放疗不敏感的肿瘤外，大部分颈部转移瘤可通过颈部局部区域放疗消除，从而避免局部瘢痕畸形、神经损伤等风险。

9. 口腔癌放射治疗

对于早期T1 或T2 的病变行单一方式治疗（如手术或放疗），通常优先推荐手术治疗，原因在于放疗会导致正常组织毒性较大，包括口干、牙齿和牙龈损伤、偶然发生的放射性骨坏死。此外，部分角质化、病理分化较好的口腔癌还可能会出现放疗抵抗，基于以上原因，放疗并不那么受欢迎。

然而，对于中、晚期病变，我们推荐采用放疗、化疗与手术治疗相结合的方式。特别是对于局部晚期患者，手术可能带来巨大的创伤，许多患者在术后难以重新融入

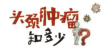

社会生活。因此，建议优先考虑放化疗方案。如果在放化疗后仍存在微小的病灶残留，再考虑进行手术治疗，这样可以最大限度地保留器官功能。对于已经发生远处转移（如转移到肝脏、肺部或骨骼）的患者，我们主张以全身药物治疗为主的治疗手段，放疗作为辅助治疗。

⑩. 术前放疗好还是术后放疗好

术前放疗：

术前放疗是指在手术之前进行放疗，一般情况下，放疗结束后 2 周开始手术。术前放疗可消灭亚临床病灶（目前用影像等手段尚无法检测到的微小病变），同时缩小原发灶，使原来不适于手术或不能手术的患者能够手术，使手术范围缩小，较好地保存患者手术后的生理和生活能力。此外，术前放射治疗也可以降低肿瘤细胞的活力，降低癌细胞的淋巴和血行转移机会，减少癌细胞的局部种植，从而提高治愈率。

术前放疗理论上并不会增加手术的难度，也不会增加手术死亡率、手术感染率、伤口不愈、吻合口瘘等手术并发症的发生率。术前放疗的指征：①局部晚期可手术病变，但手术切除范围较为困难或手术安全界不能保证者。②病理类型为分化差的癌或低分化鳞癌。③肿瘤生长速度较快的局部区域晚期可手术病变。

术后放疗：

术后放疗用于手术切除不彻底而残存病灶者；或按肿瘤发展规律，有癌细胞存在者；或敏感性肿瘤与恶性度高的肿瘤。待伤口愈合和身体恢复后，一般在手术后 3 ~ 4 周进行放疗，最迟不超过 6 周，否则术后放疗的局部控制率会明显下降。其原因与术后血供差、肿瘤细胞乏氧、放射敏感性降低及残存的肿瘤细胞加速增殖等多种因素有关。

如果确实存在残留病灶，放疗亦有望根治肿瘤。对于某些肿瘤患者，虽然手术已经彻底切除，但临床观察到仍有患者会出现复发或转移，手术后放疗的目的就在于减少肿瘤的复发和转移。

恶性度高的肿瘤（一般相对较敏感）往往切不干净或术后易于复发、转移，不仅要做术后放疗，还要做化疗。术后放疗的指征：①局部晚期肿瘤。②术后切缘阳性、手术安全界不够（＜5 mm）。③＞N1 病变者。④淋巴结包膜外受侵、脉管瘤栓、神经受累、颈部软组织受累。⑤肿瘤细胞分化差包括分化差的癌和低分化鳞癌。

⑪ 治疗期间口腔护理

术后患者可能出现口干、黏膜炎、溃疡、疼痛等症状。为维持术后口腔健康环境，患者术后应掌握正确的清洁口腔方法，如温柔刷牙，选择牙线、软毛牙刷、合适的牙膏，选择刺激小的漱口水，饭后及睡前务必用水冲洗口腔，以去除食物和细菌并促进伤口愈合。

⑫ 术中病理、术后病理、免疫组化的含义

术中病理：

术中病理即冰冻切片，是一种在低温条件下使组织快速冷却到一定硬度，然后进行切片的方法，过程仅需 30 分钟左右，因此，多应用于手术中的快速病理诊断。冰冻切片主要适用于以下情况：①在手术进行中，突然发现患者的病变与原诊断不符，其手术方案可能与原定手术方案有差异，或者有其他怀疑时，需要病理确定。②需要了解淋巴结内是否有转移的肿瘤细胞，或者转移的程度，以利于确定是否需要彻底清除淋巴结或者选用其他的治疗措施。③对于已确定为恶性肿瘤的患者，需要了解其手术范围是否足够，上、下切缘是否有残存的肿瘤组织。

术后病理：

术后病理即快速石蜡切片，制作时将部分有病变的组织或脏器经过各种化学品和埋藏法的处理，使之固定硬化，在切片机上切成薄片，黏附在玻片上，染以各种颜色，供在显微镜下检查，以观察病理变化，作出病理诊断，为临床诊断和治疗提供帮助。

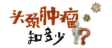

此过程需要 1 ~ 3 天，是疾病诊断的主要依据，确诊率在 99% 左右。

> **免疫组化：**

免疫组化全称为免疫组织化学检查，用来判断肿瘤的来源和分化程度，协助肿瘤的病理诊断和鉴别诊断。当快速石蜡切片不能准确判断疾病的病理类型，并且其病理分类对疾病治疗方式有重要意义时，通常需要做免疫组化，其过程需要 3 ~ 7 天。

13. 术后多久恢复日常活动、伤口几天可以沾水

口腔肿瘤不同于胸腹部肿瘤。通常情况下，口腔肿瘤多数伤口较小，术后第 2 天便可下床活动，但会进食困难。除了那些接受了大范围肿瘤切除和皮瓣修复术的患者，多数患者可在 2 ~ 3 周后恢复饮食和日常活动。

口腔颌面部手术多为开放手术，缝合方式不尽相同，皮肤有外露线的，一般术后 1 周左右可拆线，拆线后 2 ~ 3 天无分泌物流出时，切口可沾水。若伤口为皮肤黏合剂黏合切口，拔除引流后 3 天切口即可沾水。避免伤口过早接触水是为了防止伤口未完全愈合而增加被感染的风险。

14. 口腔癌术后还能吃饭说话吗

口腔癌术后是无法从口腔进食的，常规采用鼻饲来补充营养，时间为 1 ~ 2 周。第 1 周一般给予流质饮食，第 2 周改为半流质饮食。2 周后拔除鼻饲管，绝大多数患者可以逐步经口进食。

半舌切除术后通常是可以正常发音和进食的，对后期生活影响较小，常见症状为发音不准、吐字不清。但全舌切除术影响较大，可能出现味觉丧失、呛咳，严重时甚至对呼吸、吞咽产生部分不良影响。

王志强／付　帅

第8章　口咽癌

1. 口咽癌的发病

近年来，与吸烟及饮酒等危险因素有关的口咽癌发病率逐年下降，但与人乳头瘤病毒（Human Papilloma Virus，HPV）相关的口咽癌发病率却不断升高，尤其是在西方国家。口咽癌是头颈部中较为常见的恶性肿瘤，主要发生在口腔后部，包括舌根、软腭和咽后壁等区域。既往，大多数研究认为口咽癌的危险因素以吸烟与饮酒为主。近年来，随着研究的深入，HPV感染已被确认为口咽癌的一种独立且重要的风险因素。研究显示，在所有口咽癌患者中，HPV阳性患者占比近60%，这一比例与欧美国家几乎持平。因此，基于是否存在HPV感染，口咽癌被进一步划分为HPV相关性口咽癌和HPV非相关性口咽癌两个亚型。

2. HPV阳性与阴性口咽癌

随着研究的不断深入，人们逐渐认识到HPV阳性口咽癌与HPV阴性口咽癌是截然不同的两种疾病，它们在生物学特性和临床进程上均存在差异。HPV阳性口咽癌的患者往往更年轻，吸烟史较少或无，且对治疗的响应更佳，预后也更为乐观。

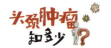

3. 口咽癌的临床表现

（1）异物感

口咽癌初起仅为咽部异物感，粗硬的食物通过咽部时，略有不适或疼痛。

（2）溃疡

口咽部鳞癌易发生溃疡，多为质硬、边缘隆起不规则、基底呈凹凸不平的浸润肿块，溃疡面波及整个肿瘤区。

（3）疼痛

早期口咽癌通常不会引起疼痛，或者仅伴有轻微的触痛。然而，一旦肿瘤形成溃疡，患者会感受到剧烈的疼痛，常表现为牙痛、耳痛、咽痛等，这些疼痛通常与三叉神经分布区域有关。牙痛可能由牙龈癌引起，也可能是由颊黏膜癌、硬腭肿瘤、口底癌或舌癌扩散至牙龈或舌神经所致。耳痛和咽痛可能是口咽癌的征兆，也可能是舌体癌侵犯舌根或颊部、硬腭、牙龈，或是口底癌向后扩散至咽侧壁所引起。此外，口咽癌还可以沿神经扩散，主要沿三叉神经分支扩散，引起颌面部疼痛与麻木，尤以硬腭腺样囊性癌较为多见。

（4）斑块

斑块以白斑与红斑为多见，也可见黑斑。白斑癌变较少。红斑表现为口咽黏膜上出现鲜红色、天鹅绒样斑块，边界清楚，范围固定。黑斑表现为色泽加深、增厚，伴结节或溃疡出现。

（5）出血或张口困难

当晚期肿块增大，溃疡加深或溃烂时，可见溃疡面渗血，口呼秽气，张口及吞咽困难。

（6）发音或呼吸困难

肿瘤若发生于腭扁桃体，可表现为单侧扁桃体增大，瘤体进一步增大可影响发音、吞咽，严重时阻塞气道，导致呼吸困难。

（7）淋巴结转移

口咽癌初期症状不明显，但其恶性程度较高，发展较快，容易发生颈部淋巴结转移。根据研究，口咽癌颈部淋巴结转移主要集中在 Ⅱ～Ⅳ 区，Ⅱ 区转移率显著高于 Ⅰ 区，Ⅳ 区转移率显著高于 Ⅴ 区。颈部淋巴结转移通常意味着病情已进入较晚期阶段。

4. HPV 阳性口咽癌检测方法

根据口咽癌与 HPV 的关系可以分为两种，即 HPV 阳性口咽癌与 HPV 阴性口咽癌。目前，检测口咽癌患者中 HPV 感染使用最广泛的技术包括：p16 免疫组织化学法（IHC 检测法）、HPV 聚合酶链式反应（PCR 检测法）、HPV DNA 原位杂交法（ISH 检测法）。

P16 免疫组织化学法（IHC 检测法）：

p16 免疫组织化学法（IHC 检测法）是检测 HPV 感染高度敏感的技术，但由于缺乏特异性而广受争议。

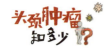

HPV 聚合酶链式反应（PCR检测法）：

PCR检测法的对象主要是HPV的DNA和mRNA，其敏感度较高。但是在使用PCR检测法时，PCR循环次数过多容易产生非特异性产物而造成假阳性，因此，我们需要结合使用其他检测方法来避免假阳性结果的出现。

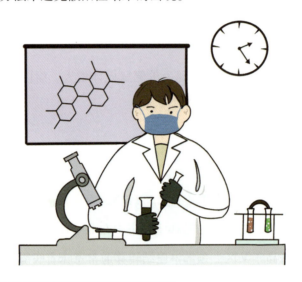

HPV DNA原位杂交法（ISH检测法）：

ISH检测法可以直接检测肿瘤组织中的HPV基因，并最大限度地降低因组织受到病毒DNA污染而产生的假阳性结果的风险。因此，ISH检测法也被认为是检测HPV感染的一种特异性较高的方法。

与p16免疫组织化学法相比，PCR检测法和ISH检测法耗费较多且费时，因此，目前临床上应用最广泛的技术还是p16免疫组织化学法。研究指出，结合使用p16免疫组织化学法和PCR检测法，可以显著提升HPV阳性诊断特异性，同时维持检测的高灵敏度。

5. 确诊口咽癌的其他检查

（1）CT或口咽及颈部MRI

　　MRI在口咽癌侵犯上、下颌骨及鼻腔副鼻窦时能提供较多有价值的信息。相较于CT，MRI可更清楚地观察到肿瘤的侵犯范围。CT不作为常规的检查手段，应在取得详尽病史、体检及其他检查材料的基础上有选择地应用。

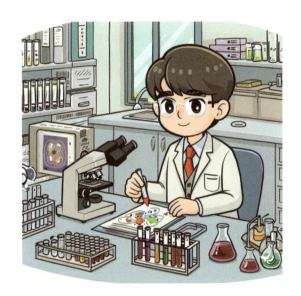

（2）脱落细胞检查

　　脱落细胞检查适用于病变浅表的、无明显症状的癌前病变或病变范围不清的早期癌的筛选，对阳性及可疑病例再做进一步活检确诊。对一些癌前期病变者可进行脱落细胞随访。

（3）活组织检查

　　活组织检查能够明确诊断。活体组织检查期间，医生会从患处取一小块组织以检

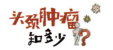

查是否有肿瘤细胞的存在，活检应在肿瘤与周围正常组织交界处采取，避开坏死、角化组织，使取得的材料既有肿瘤组织，亦有正常组织。此外，对黏膜完整的黏膜下肿块可采用细针穿刺细胞检查。

6. HPV 相关性口咽癌治疗

在口咽鳞状细胞癌（squamous cell carcinoma of oropharynx，SCCOP）的治疗中。对于早期接受头颈部根治性手术的单侧口咽癌患者，需实施同侧颈淋巴清扫术；若放疗或化疗结束后至少 12 周，PET-CT扫描显示淋巴结存在大量氟脱氧葡萄糖（FDG）摄取，则同样需进行同侧颈淋巴清扫。对于肿瘤已浸润至舌根中线、腭部或累及口底的患者，需实施双侧颈淋巴清扫术。对于 c N+（颈部淋巴结转移）且有明显结外浸润的患者，建议采取非手术途径。

7. HPV 相关性口咽癌治疗新进展

HPV 相关性口咽癌患者通常预后较好且生存率较高，因此，治疗方式的选择上可以选择降级治疗，从而降低传统治疗方式对患者的过度损伤。目前，研究较为热门的降级治疗策略主要包括使用西妥昔单抗靶向药物治疗、降低放疗剂量或应用疗效分层的放疗剂量以及使用经口腔机器人手术（TORs）等低侵袭性术式。

研究者探讨了在HPV阳性口咽癌治疗中，西妥昔单抗是否能替代顺铂化疗以减轻化疗相关的不良反应，如白细胞降低、消化道反应、肾功能损伤和神经听力损伤。然而，研究结果显示，西妥昔单抗治疗策略未能提升患者生存率或改善毒性问题，相比之下，加入顺铂药物的放化疗方案仍是HPV 相关性口咽鳞状细胞癌的首选疗法。

针对降低放射剂量的治疗策略，HPV 相关性口咽癌患者对放射治疗的敏感度极高，然而在接受放射治疗的头颈部癌症患者中，有很大比例的患者出现了晚期吞咽困难和口干的并发症，因此，降低放射剂量有助于提高患者远期生活质量。有研究显示，与以往使用标准剂量的放化疗方案相比，放射剂量降低 15% ~ 20% 的放化疗方案可以显著降低毒副反应并维持较高的生存率。该研究结果也支持在 HPV 相关性口咽癌患者中，放射剂量降低的放化疗方案有助于提高患者生存率以及远期生活质量，采用放射剂量降低的放化疗方案是可行的。

基于微创手术的治疗策略，放疗和化疗均可能导致短期或长期的毒副反应，在这种情况下，学者们对微创手术产生了新的兴趣。微创手术主要包括 TORs 和经口腔激光显微手术（TLM），这使外科手术又重新成为口咽鳞状细胞癌的主要治疗手段。相较于传统的根治性手术，经口机器人手术更具选择性，能有效保护正常组织，进而实现更佳的功能结果、生存率及远期生活质量。经口机器人虽能避免放疗与化疗的部分毒副反应，但亦可能引发罕见且严重的并发症，诸如致命性出血、中风、肩部功能受损及吞咽困难。因此，在临床上采取微创手术时应该严格掌握其适应证与禁忌证。

8. 口咽癌的预后

随着口咽癌与 HPV 感染相关性的确立，越来越多的研究显示，HPV 阳性口咽癌患者的预后要优于其他类型的口咽癌患者。相关的文献研究表明，生存率提高可能是 HPV 阳性口咽鳞癌具有独特的分子特征和这种肿瘤类型引起的宿主免疫反应的作用，相较于 HPV 阴性口咽鳞癌，HPV 阳性口咽鳞癌展现出更高的肿瘤淋巴细胞浸润倾向，此特征与更佳的预后相关联。

9. HPV 疫苗接种对口咽癌是否有预防作用

HPV 疫苗的研发一直是热门的研究方向，现已有研究证实 HPV 疫苗在预防宫颈癌的发生中起到了重要的作用。因此，理论上预防性接种 HPV 疫苗也可控制 HPV 相关性口咽癌，但目前尚缺乏有效证据证明 HPV 疫苗可以治疗或预防 HPV 相关性口咽癌。

李新娅 / 崔庆赢

第9章　喉　癌

1. 什么是喉

　　喉是人体呼吸系统的一部分，也是我们的发声器官。它由声门、声门上区和声门下区组成。喉癌是指发生在喉部的恶性肿瘤，在头颈部肿瘤中较为常见，排名第三。喉癌多见于中老年男性，这主要与长期吸烟的习惯有关，吸烟显著增加了罹患喉癌的风险。

2. 声门上区、声门区、声门下区怎么区分

喉部可以分为三个主要区域：声门上区、声门区和声门下区。

声门上区：

　　这是位于声带上方的部分，包括喉室、室带、会厌、杓会厌皱襞、喉侧壁和杓状软骨等结构。

声门区：

　　声门区主要包括声带本身，以及前联合、后联合及声带下方约 0.5 cm 的区域。

声门下区：

声门下区指声门区以下直到环状软骨下缘之间的部分，包括声带下方 0.5 cm 到第一气管环上方之间的区域。

通俗一点讲，以男性喉结为例，声门的分期可大致分为喉结及喉结下 0.5 cm 为声门区，声门区以上为声门上区，以下为声门下区。

3. 喉癌高发的因素

性激素水平影响：

男性喉癌发病率显著高于女性，这可能与男性体内较高的雄激素水平有关。

病毒感染：

人乳头瘤病毒（HPV）是一种常见的病毒感染，大多数情况下不会引起严重问题且能自行消失。但如果病毒持续存在，可能导致喉乳头瘤的形成，进一步有癌变的风险。

癌前病变：

一些癌前病变如声带白斑和肥厚型喉炎等，经过长时间可能会发展为喉癌。

职业暴露：

长期接触致癌物的人群，如从事石棉、镍、芥子气等职业的人员，以及长期生活在高污染空气环境中的人群，属于喉癌的高风险人群。

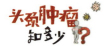

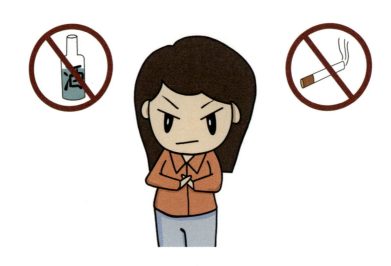

不良生活习惯：

长期吸烟和过量饮酒也是导致喉癌的重要危险因素，因为这些行为会对喉部造成持续的刺激。

4. 喉癌的临床表现

喉癌的症状因肿瘤位置不同而异。

声带区喉癌：

如果肿瘤长在声带上，症状比较明显，早期通常表现为声音嘶哑，因此大多数声门癌能在早期确诊。

声门上或声门下喉癌：

如果肿瘤位于声门上区或声门下区，早期症状往往不明显，可能包括异物感、咳嗽等。当肿瘤继续生长时，可引起喉内出血、呼吸困难、吞咽困难、喉头肿大等症状。晚期时，肿瘤可能通过淋巴结进行转移。

如果咽喉不适感持续时间较长（尤其是超过 2 周）或出现痰中带血，应当警惕喉癌的可能性，并尽快就医。当然，这些症状也可能与其他疾病有关。一般情况下，短期（如 1 周内）的声音嘶哑多由声带炎症或肿胀引起，最常见的原因包括感冒导致的声带水肿、充血，或者用嗓过度引起的声带损伤和增生。

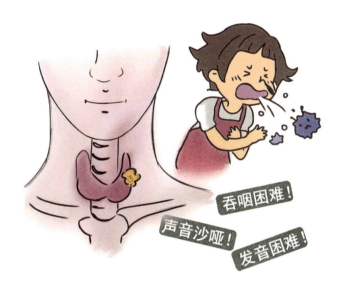

吞咽困难！

声音沙哑！

发音困难！

5. 喉癌的确诊

医生确诊喉癌通常需要进行多种检查，以明确肿瘤的位置、大小和范围。

以下是常用的检查方法：

病史询问和体格检查：

医生会先了解患者的病史，并进行详细的头颈部检查。

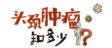

喉镜检查：

使用间接喉镜或纤维喉镜来直接观察喉部情况，这是初步判断喉部异常的重要手段。如果有怀疑，应在喉镜下取病理活检。间接喉镜或纤维喉镜下取病理活检是确定喉癌的最重要的方法。

影像学检查：

CT：是喉癌首选的影像学检查，特别适合判断喉部深层结构的侵袭情况。

MRI（磁共振成像）：对软组织和软骨的早期受侵有更好的判断效果，通常作为CT的补充手段。由于喉部会随呼吸和吞咽运动，MRI的成像时间较长，所以它不是首选的检查手段。

> **注 意**
>
> 活检可能会导致喉部的出血和水肿，影响影像检查的准确性，因此CT或MRI通常应在活检之前进行。

6. 区域淋巴结转移与远处淋巴结转移

区域淋巴结转移：

区域淋巴结转移是指恶性肿瘤细胞通过淋巴系统扩散到最初肿瘤附近的淋巴结。这种转移通常表明癌症已经从原发部位扩散到身体的其他部位，但仍在相对局部化的范围内。区域淋巴结转移是癌症分期的重要因素之一，它会影响治疗计划和预后。

远处淋巴结转移：

远处淋巴结转移则是指恶性肿瘤细胞通过淋巴系统扩散到远离原发部位的淋巴结。这表示癌症已经扩散到了更广泛的区域，通常意味着癌症的进展更为严重。远处淋巴结转移的出现往往意味着需要更积极的治疗策略，包括手术、放疗、化疗或免疫治疗等，以控制癌症的进一步扩散并改善患者的预后。

7. 喉癌的治疗方案

喉癌的主要治疗方法包括手术、放疗、化疗、靶向治疗和免疫治疗。医生会根据患者的具体情况制定个性化的治疗方案。

早期喉癌：

对于早期喉癌，手术通常是首选。如果患者希望保留喉部功能，或者不适合或不愿接受手术，放疗也是很好的选择，通过高能射线杀死癌细胞，治愈率与手术相当。

局部晚期和远处转移：

对于恶性程度较高或已经有远处转移的喉癌，通常采用手术联合放疗，必要时结合化疗或免疫治疗来提高疗效。当然，近年来新兴的术前新辅助放化疗后联合手术治疗也是一种很好的治疗策略。

随着现代医学的发展，新型分子靶向药物的问世，使喉癌的治愈率得到显著提升。对于早期患者，治愈率可达 90%；局部晚期患者经过积极治疗，治愈率也可达 80%；而对于晚期转移患者，治愈率一般在 50% 左右。

8. 喉癌的手术治疗方式有哪些，该怎么选

喉癌的手术治疗方法有多种，选择哪种方式取决于肿瘤的位置、大小、扩散情况以及患者的健康状况和保留喉部功能的需求。

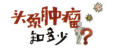
喉癌常见的手术方式有：

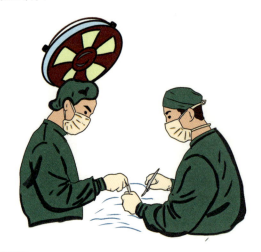

声带部分切除术：

适用于早期声带癌，只切除受影响的部分声带，以保留大部分喉功能。这种手术对患者发声的影响较小，能够较好地保留发声功能。

喉部分切除术：

适用于肿瘤局限在喉部某个区域，且可以保留部分喉部功能的患者。手术后，大多数患者仍能保留呼吸和发声功能，但声音可能会有所变化。

全喉切除术：

当肿瘤较大或已经扩散到喉部的大部分时，可能需要进行全喉切除。这类手术会彻底切除喉部，患者将失去正常的发声功能。为了帮助患者呼吸，术后需要在颈部造口（气管造口术）。虽然失去发声功能，但患者可以通过一些辅助设备或发音训练来恢复部分发音能力。

激光手术：

对于某些极早期喉癌，可以使用激光手术。这是一种微创手术方式，通过内镜和激光将肿瘤切除。这种手术创伤小，恢复快，并且可以保留喉的功能。

如何选择手术方式？

肿瘤的分期：对于早期喉癌，医生通常优先考虑保留喉部功能的手术，如声带部分切除术或激光手术。

肿瘤的大小和扩散情况：如果肿瘤已经扩散或较大，可能需要进行喉部分切除或全喉切除。

保留功能的需求：如果患者希望尽可能保留发音和呼吸功能，医生会尽量采用保留部分喉功能的手术。

整体健康状况：如果患者的健康状况不允许大手术，医生可能会选择激光手术或放疗等更温和的治疗方式。

每个患者的情况不同，选择哪种手术方案需要根据医生的专业评估，同时考虑患者的个人意愿。

9. 喉癌手术后还可以说话吗

> 喉癌手术后能否说话取决于手术的类型和范围。

早、中期喉癌：

如果采用喉功能保留术，大多数患者在术后仍然可以说话。虽然声音的音色和音调可能不如手术前，但基本的发声功能通常可以保留。

全喉切除术：

对于需要全喉切除的患者，虽然会失去正常的发声功能，但术后有多种方法可以帮助恢复或重建语言功能。

电子喉：

通过振动帮助患者发出声音的一种设备。

气管-食管造口术：

通过手术建立一个气道与食管之间的通道，让患者能够重新发声。

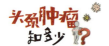

> **食管发声训练：**
>
> 通过语音疗法，训练患者用食管振动发声。这种方式不需要额外设备。

即便经历了全喉切除，患者仍然有机会通过这些方法恢复一定的语言能力，继续正常的生活交流。

⑩ 什么是气管切开

气管切开是在患者的颈部切开一个小口，将导管置入气管内，以便患者能够正常呼吸。

以下是几种需要实施气管切开术的常见情况：

> **气道阻塞：**

当喉肿瘤长得足够大，阻塞气道时，患者可能无法正常呼吸，气管切开能帮助恢复呼吸通道。

> **治疗的副作用：**

在放疗或化疗过程中，喉部黏膜组织会充血、水肿，进而导致气道狭窄，这种情况下可以通过气管切开来解决呼吸不畅的问题。

> **保护气道：**

在某些严重的喉部感染中，医生可能建议进行气管切开，以保护气道免受进一步感染。

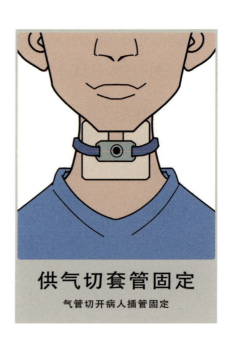

供气切套管固定

气管切开病人插管固定

便于呼吸支持：

对于那些接受喉癌手术并需要长期呼吸支持的患者来说，气管切开术提供了一条稳定的呼吸通道，这对于那些还需要进行后续放疗或化疗的患者尤其重要。

气管切开可以帮助维持患者的呼吸功能，确保足够的氧气能够进入肺部。对于喉癌患者来说，这是非常关键的治疗手段。

11. 气管切开后的护理及拔管时机

对于手术恢复顺利的患者，通常在术后 10 天左右可以拔除气管导管。然而，一些患者因为气管环瘢痕或其他原因导致气道狭窄，拔管后可能影响正常呼吸，这类患者可能需要终生带管以帮助呼吸。因此，在日常生活中，气管护理非常重要。

以下是一些护理建议：

清洗内套管：

建议每天取出导管的内套管，进行清洗并用高温消毒，待冷却后再放回外导管中，以保证卫生和通畅。

保持管口清洁：

如果有痰液从导管流出，要及时清理管口，防止感染和阻塞。

保持湿润环境：

保持室内适当的湿度，患者应多饮水，避免痰液过于干燥而形成痰痂，导致导管堵塞和呼吸困难。

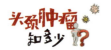

12. 喉癌放疗的时机

喉癌确诊后的治疗主要依靠手术和放射治疗。一般而言，任何部位的早期喉癌无论是手术还是放射治疗，其总生存率相似。选择哪种方式取决于多种因素，包括肿瘤部位、病理分级、患者的整体健康状况以及个人治疗意愿等。但应明确，首选放疗的患者其发音功能要更好一点，但要承受放疗期间带来的毒性反应。

对于选择手术治疗的患者，一般分为两种放疗模式：术前放疗和术后放疗。

术前放疗可以将部分放疗敏感的患者筛选出来，从而避免手术，保留了器官的功能，如伴有坏死溃疡病变的患者。

术后放疗有助于消灭手术后可能残留的癌细胞，尤其是对于那些手术难以彻底清除的肿瘤，放疗减少了术后癌症复发的风险。

放疗的应用范围：①早期喉癌可选择根治性放疗。②低分化或未分化建议首选放疗。③晚期病例的姑息放疗。

术后放疗的应用范围：①手术切缘阳性、残存或安全边界不够。②T3 或 T4 的患者。③有多区域淋巴结转移者。④软骨或周围神经或颈部软组织受侵犯者。

13. 化疗、靶向和免疫治疗的应用时机

（1）化疗的时机

化疗应用的时机可参照"第 13 章认识化疗"章节中的内容，其方式有诱导化疗、同期化疗和辅助化疗三大类。

（2）靶向和免疫治疗的时机

过去，靶向治疗和免疫治疗主要用于那些不能耐受化疗的患者。然而，随着医学

的发展和对肿瘤研究的深入，这些疗法逐渐被提前应用于治疗中。这样做的好处是：在患者身体状况最佳的时候，尽早使用多种治疗手段，可更有效地控制甚至根治肿瘤。联合治疗通常可以提高效果，但也增加了治疗的成本和可能的副作用。

联合治疗的原则：

在使用多种药物联合治疗时，必须有相对可靠的科学依据，目的是使其治疗效果达到 1+1 > 2 的最佳效果。如果没有足够的理论支持，联合用药的价值可能偏低，因此医生在选择治疗方案时会慎重考虑这些因素。

14. 喉癌手术的常见并发症有哪些

> 喉癌手术的并发症与患者的身体状况、手术类型、是否接受放疗、外科医生经验和设施条件、设施好坏等都有关系。

以下是一些常见的并发症：

感染：

手术后可能发生颈部伤口感染或喉部感染，尤其在贫血或糖尿病患者中更为常见。感染的处理包括切开引流、清除坏死组织等。一般通过一段时间的换药，感染部位可以逐渐愈合。

伤口皮肤坏死：

伤口皮肤坏死表现为刀口交叉处皮肤发黑。处理方式取决于坏死的严重程度，可能需要清创、换药，或通过植皮、皮瓣修复等方法恢复。

咽瘘：

咽瘘是喉手术中严重的并发症之一。患者因不能经口进食，需要长期依赖鼻胃管

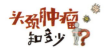

喂养。大咽瘘还可引起颈部大血管暴露，不愈合，造成颈部血管受到感染侵犯，甚至破裂出血的风险。

气管造瘘口狭窄：

气管造瘘口狭窄通常发生于全喉或近全喉切除术后，主要因为造瘘时气管黏膜与颈部皮肤吻合不良，或吻合处张力过大，引起瘢痕生长，术后环形瘢痕收缩，导致气管造瘘口狭窄。轻度狭窄可尝试逐渐扩大喉管直径，但大多会复发，应采用手术扩大造瘘口的方法。

喉狭窄：

喉狭窄发生于部分喉切除的患者，早期可以通过激素治疗并预防瘢痕形成，严重者可用 CO_2 激光烧灼，或者通过手术放置喉支架来扩张喉部。

进食呛咳：

喉软骨切除或喉神经损伤等原因均可导致食物误入气管，导致呛咳，严重者会引发吸入性肺炎。建议患者进行进食训练，例如，进食前深吸气，用手指堵住气管套管口以便能憋住气，然后吞咽小口软食，软食较液体更易吞咽。大部分患者经过训练后能够恢复正常进食；不能恢复进食的患者需要考虑外科手术，有严重吸入性肺炎的需要做全喉或近全喉切除术。

15. 喉癌治疗后的复查管理

喉癌复发和转移多发生在治疗后的 3 年之内，因此这段时间需要特别警惕肿瘤复发，定期去医院复查是非常重要的。建议患者最好去原来接受治疗的医院，因为那里有完整的病历资料，医生也对您的病情更为熟悉。当然，如果距离较远，也可以选择在就近医院进行复查，但记得携带既往治疗医院的病情资料。

复查时间安排：

复查的时间一般为出院后的第 3、第 6、第 9 和第 12 个月。3 年以后每间隔半年复查一次。当然，如有异常情况，应随时去医院检查。例如，出现颈部肿块、脖子肿胀不减轻反而加重、声音嘶哑加重、呼吸困难、咳血、口腔味臭等。

复查的内容：

复查的内容主要有喉镜检查、颈部触诊和胸部 X 线片。有时还要做 B 型超声波和 CT 扫描。

16. 心理健康

> 在抗击肿瘤的过程中，心理康复同样至关重要。保持积极的心态，尽量避免独自待在家中，鼓励自己参加工作和社会活动，这对身心都有好处。

这样做符合现代医学的治疗目标，即在治愈疾病的同时也要保证生活质量。此外，积极参与社会活动能够转移心理压力，有助于康复。如果感到心理负担较重，寻求心理医生的帮助也是一种有效的选择，这可以帮助您更好地面对治疗过程中的情绪挑战。

17. 言语康复

> 喉癌患者术后应尽早开始言语康复。如果是早、中期喉癌，通过适当的手术方式和功能重建，完全可以保留部分喉部的发音功能。

对于晚期喉癌患者，如果需要进行全喉切除，仍然可以通过食管发声、电子喉或人工喉来恢复部分语言功能，满足日常交流的需要。

人工喉是一种医疗设备，它通过模拟正常喉部的发声过程，使患者能够通过气流

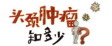

振动产生声音。包括：

气管造口式人工喉：适用于那些已经进行了气管切开手术的患者。

食道式人工喉：适用于那些喉部结构仍然完整但无法正常发声的患者。

电子人工喉：这是一种便携设备，通过电子振动产生声音，患者可以通过按压设备上的面板来控制声音的高低和强弱。

通过这些辅助设备，患者可以在手术后继续进行日常沟通，逐渐恢复生活中的交流能力。

18. 喉癌复发、转移怎么办

> 如果能够及时发现喉癌复发，患者依然有治愈的机会。然而，与第一次治疗相比，整体的治愈概率有所降低。因此，早期发现复发并积极采取治疗非常关键。

复发的主要治疗手段是手术挽救治疗，通常结合放疗以提高疗效。对于那些局部复发的病例，通过再次手术，可有效地去除肿瘤并保留一定的喉部功能。肿瘤侵及范围较广时，单独手术可能无法完全切除肿瘤，这时可能会选择同期放化疗作为主要治疗方式。放疗可以直接作用于肿瘤局部，而化疗则通过全身作用，增强治疗效果。

如果肿瘤出现转移，治疗方案会以全身药物治疗为主。药物治疗可以通过血液系统攻击转移至全身的癌细胞，从而达到控制甚至治愈癌症的目的。根据药物治疗的效果，还可联合局部辅助放疗，进一步治疗残留的肿瘤病灶，提高整体治疗效果。

总的来说，喉癌复发后的治疗需要结合患者的具体病情，综合评估治疗效果和患者的身体状况。早发现、及时干预，并合理选择治疗方案是延长患者生命和提高生活质量的关键。

王志强 / 蒋东辉

第10章 下咽癌

1. 什么是下咽癌

下咽癌又称为喉咽癌，是指下咽黏膜上皮细胞异常增生所引起的恶性肿瘤。该肿瘤的好发部位包括梨状窝、咽后壁和环后。

下咽癌占头颈部恶性肿瘤的1%左右，男女比为3∶1。发病与烟酒的消耗量呈显著正相关。梨状窝区占60%～70%；咽后壁区占25%～30%；环后区占5%左右。病理以鳞状细胞癌为主，鳞状细胞癌以中分化及低分化最常见。具有弥漫性局部播散特点，易出现淋巴结和远处转移。

2. 发病诱因

（1）生活习惯因素

吸烟和饮酒：

吸烟是下咽癌重要的危险因素。烟草燃烧产生的多种化学物质，如多环芳烃、亚

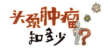

硝胺等，具有致癌性。这些有害物质会直接接触并刺激下咽黏膜，长期作用下，会导致黏膜细胞发生基因突变，增加下咽癌的发病风险。酒精也是下咽癌的重要诱因。酒精本身可作为一种化学刺激物，会损伤下咽黏膜；同时，酒精还可以增强其他致癌物（如烟草中的致癌物）的吸收，协同增加患癌风险。长期大量饮酒者，尤其是同时吸烟的人群，下咽癌发病风险更高。

不良饮食习惯：

长期食用过热、过硬、粗糙的食物，会反复损伤下咽黏膜。例如，一些人喜欢吃刚出锅的滚烫食物，下咽黏膜在这种反复的热刺激和物理损伤下，其自我修复过程可能会出现异常，细胞容易发生恶变。另外，长期缺乏维生素 A、B 族维生素、维生素 C、维生素 E 等营养素，也会使下咽黏膜的正常代谢和修复功能受到影响。

（2）环境因素

职业暴露：

某些职业环境中存在大量有害物质。比如，从事石棉开采，长期吸入石棉纤维，长期暴露于化学工业环境，如接触芳香胺类、重金属（如镍、铬等）等化学物质的人群，下咽癌发病风险也会增加。这些化学物质可以通过呼吸道吸入或经皮肤吸收后进入人体，对下咽黏膜产生毒性作用。

空气污染：

长期生活在空气污染严重的地区，如工业废气排放较多、交通拥堵等导致汽车尾气污染严重的地方，空气中含有大量的有害颗粒和化学物质，如二氧化硫、氮氧化物、多环芳烃等。这些污染物可随呼吸进入人体，部分会沉积在下咽部位，对下咽黏膜造成慢性刺激和损伤，增加患癌概率。

（3）病毒感染因素

人乳头瘤病毒（HPV）感染：

部分下咽癌的发生与 HPV 感染有关。这些病毒在感染后可改变宿主细胞内的遗传信息，促使细胞异常增殖，可使下咽黏膜上皮细胞的基因表达和细胞周期调控发生改变。

以上各种因素并非孤立地发挥作用，而是常常以协同效应的方式共同推动着下咽癌的发展进程。因此，保持健康的生活方式，避免吸烟、酗酒，均衡饮食，并定期进行健康检查都是至关重要的。

3. 临床症状

在探讨下咽癌这一隐匿的疾病时，我们必须认识到它的"低调"特性。与许多其他癌症早期即表现出明显不适不同，下咽癌在初期阶段往往难以察觉，直到病情发展到一定阶段才会显现出一系列非特异性症状。了解这些警示信号对于早期识别和干预至关重要。

以下是下咽癌常见的一些临床表现：

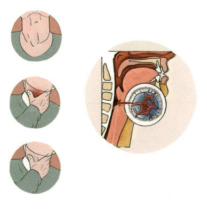

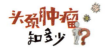

（1）咽喉部症状

咽部异物感：

这是下咽癌较为常见的早期症状，易被误诊为慢性咽炎、咽易感症等。患者会感觉咽部好像有东西附着，吞咽口水时这种感觉可能会更加明显，但又很难具体指出异物的位置。这种异物感是因为肿瘤生长，刺激或占据了下咽的空间，使得患者产生异常的感觉。这种异常感觉会持续存在，并且随着肿瘤的发展逐渐加重。

吞咽不适或疼痛感：

当肿瘤逐渐增大，开始侵袭周围组织或压迫食道入口时，患者可能出现吞咽固体食物感到困难的现象。初期可能仅表现为进食较硬或较大块食物时的不适，随着病情发展，连软食乃至流食也会受到影响。

持续性的声音沙哑：

由于下咽癌的位置邻近声带，随着病情的进展，肿瘤压迫或侵犯声带时，会导致声带运动受限，从而造成持久的音质改变，即使休息也无法缓解。如果这种状况延续数周且没有好转迹象，应该及时就诊。

（2）颈部症状

颈部肿块：

下咽癌容易发生颈部淋巴结转移，转移的淋巴结会逐渐肿大，在颈部形成肿块。这些肿块一般质地较硬，活动度差，早期可能无明显疼痛。肿块可以出现在一侧颈部，也可能双侧颈部都有，并且随着病情发展，肿块可能会逐渐增多、增大。

（3）其他症状

咳嗽或呛咳：

由于下咽与喉部、气管等结构相邻，当肿瘤刺激或侵犯这些结构时，会引起咳嗽。特别是当肿瘤侵犯食管入口，导致吞咽功能紊乱时，食物或唾液可能会误入气管，从而引起呛咳。

咯血或呕血：

当肿瘤表面破溃出血时，血液可能会随唾液咳出，出现咯血的症状；如果出血较多，血液进入食管后，可能会随着呕吐物一起呕出，出现呕血。不过，咯血和呕血在下咽癌患者中不是非常常见，一般在肿瘤发展到一定阶段，且肿瘤表面血管破裂时才会出现。

口臭：

肿瘤组织坏死、感染，或者下咽部位因肿瘤导致的吞咽困难使得食物残渣在口腔或下咽局部残留、腐烂，都会产生难闻的气味，从而引起口臭。口臭会随着病情的加重而更加明显，对患者的社交等日常生活也会产生一定的影响。

任何持续 2 周以上且无法自然缓解的上述症状都应被视为及时就医的理由。下咽癌症状虽比较隐蔽，但我们可以通过细心观察身体发出的每一个细微信息，配合医生的专业评估，实现早期发现、早期诊断和早期治疗的目标，从而最大限度提升治愈率与生存质量。

4. 如何确诊下咽癌

面对下咽癌这样一种悄无声息蔓延的疾病，准确的诊断是通往有效治疗的第一步。

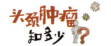

（1）初步筛查与问诊

详细病史采集：

医生首先会询问患者的既往病史、生活习惯（如吸烟、饮酒）、家族遗传背景及其他可能的危险因素，以初步判断是否存在高发风险。

全面体检：

仔细检查口腔、咽部、颈部区域是否有明显的肿块、溃疡或异常现象，对发现的可疑点进行标记记录。

（2）咽喉镜检查

间接喉镜/纤维喉镜/电子喉镜：

利用不同类型的喉镜直接观察咽部和喉腔内部情况，寻找肿瘤位置、大小及其表面形态。其中，电子喉镜因其灵活性和视野清晰度成为首选的检查方式。

（3）影像学检查

图像引导技术：

图像引导技术包括：CT扫描（计算机断层扫描）、MRI（磁共振成像）、PET-CT（正电子发射计算机断层显像）。

（4）细胞学与组织学检查

细针穿刺抽吸活检（FNA）：

适用于颈部淋巴结肿大者，通过抽取少量组织送检分析，确认性质。

取材活检：

当怀疑原发灶时，从可疑区域取样做病理切片，是最可靠的确诊依据。

（5）综合评估

最后，基于所有检查结果，由多学科团队（MDT）进行讨论，制定个性化的诊疗方案。

5. 治疗方案有哪些

下咽癌的治疗是一个综合性、个体化的过程，针对不同的病情分期、患者健康状况和偏好，采用一种或多模式结合的治疗方法。

以下是常见的几种治疗方案：

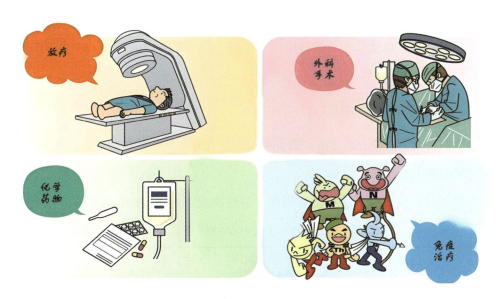

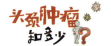

外科手术：

主要用于早期至中期下咽癌，目标是彻底清除肿瘤及其可能受累的淋巴结。对于早期可手术患者，手术治疗是首选。术式包括但不限于保留功能性的部分切除、全喉切除加颈清扫、带蒂/游离皮瓣修复等，力求最大程度恢复患者生活质量。

放射疗法：

单独使用或与化疗联合，对于不能手术或不愿接受手术的患者，放疗作为一线选择。也可用作术前缩小肿瘤体积以便后续手术，或术后巩固治疗以防复发。

化学疗法：

单药或联合用药，主要用于控制肿瘤生长、缓解症状和延长生命。对于晚期、广泛转移的患者，化疗可能成为主要治疗手段。

靶向治疗：

根据肿瘤生物学特性，选择性抑制癌细胞增殖、诱导凋亡的药物。如针对EGFR过度表达的抗体治疗，针对VEGF或者VEGFR的抗血管药物治疗。

免疫治疗：

通过激活患者自身免疫系统攻击肿瘤细胞。PD-1/PD-L1抑制剂在HPV阳性下咽癌中展现出了较好的疗效。

综合治疗：

结合两种或更多种上述方法，如手术+放疗/化疗、同步放化疗等，旨在提高疗效的同时减少副作用。

每种治疗方式都有其适应证和限制，最终决定需由患者与医疗团队充分沟通后作出。重要的是，患者应在整个治疗过程中保持乐观心态，积极配合医嘱，适时调整生活方式，提高抵抗力。记住，下咽癌不再是绝症，科学进步让我们看到了战胜疾病的新希望。

6. 哪些患者不宜进行手术治疗

晚期且肿瘤位置特殊的患者：对于部分下咽癌患者，如果肿瘤位置非常靠近重要的血管、神经，手术切除可能会导致严重的并发症，如损伤颈动脉、喉返神经等，那么可以考虑非手术治疗。例如，肿瘤位于下咽后壁且与颈椎前筋膜粘连紧密，手术操作难度大、风险高，这种情况下放射治疗等非手术方式可能是更好的选择。

身体状况不佳的患者：

患有严重的基础疾病，如未控制的高血压、严重的心脏病（如严重的心律失常、心肌梗死病史且心功能差）、严重的肺部疾病（如重度慢性阻塞性肺疾病、呼吸衰竭）、肝肾功能衰竭等，这些患者难以承受手术的创伤和麻醉风险。因为手术可能会加重基础疾病，引发心肺功能衰竭、出血不止、肝肾功能恶化等严重后果，对于这类患者，可能更适合采用放射治疗、化疗等治疗方法。

肿瘤已广泛转移的患者：

当下咽癌已经出现远处转移，如广泛转移至肺部、肝脏、骨骼等部位，手术切除下咽原发肿瘤对改善患者的总体生存期帮助不大。

患者强烈拒绝手术的情况：

一些患者由于对手术存在恐惧心理，或者因为宗教信仰、个人价值观等原因坚决拒绝手术。在这种情况下，医护人员应尊重患者的意愿，根据肿瘤的分期和患者的身体状况，采用非手术治疗方法。

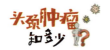

7. 放疗期间会有哪些副作用

> 放疗是治疗下咽癌的常用方法之一，它能够帮助控制癌细胞的生长和扩散。然而，放疗也可能带来一些副作用，这些副作用可能会影响患者的日常生活和治疗效果。

以下是一些可能会遇到的副作用。

口腔、口咽黏膜损伤：

放疗可能会导致喉咙部位的黏膜受损，这可能会引起吞咽困难或疼痛。在某些情况下，可能会出现咽喉部的水肿和出血。

口腔干燥：

放疗可能会影响唾液腺的功能，导致口腔干燥，这会让吞咽变得更加困难。

骨髓抑制：

放疗可能会导致白细胞和血小板数量减少，这会增加感染的风险，并可能影响血液凝固。

颈部皮肤纤维化：

长期接受放疗可能会导致食管狭窄或声带麻痹等问题，这些问题可能会限制颈部的活动。

皮肤反应：

放疗区域的皮肤可能会出现发红、干燥、瘙痒甚至脱皮等反应。

味觉改变：

放疗可能会暂时或永久改变患者的味觉，导致食物味道不佳。

请记住，不是所有人都会经历以上这些副作用，而且副作用的严重程度因人而异。如果患者在放疗期间遇到任何不适，应该立即就医，医生可以提供相应的管理和缓解措施。此外，随着现代放疗技术的进步，对周围正常组织的损伤已经大大减少，有助于减轻这些副作用。

8. 怎样预防放疗期间的副作用

下咽癌的治疗过程中，放疗是一种重要的手段，但放疗也可能带来一些副作用。不过别担心，只要做好预防措施，就可以在很大程度上减轻这些副作用带来的不适。可参照 "第 12 章认识放疗" 章节中的相关内容。

9. 治疗的预后如何

对于下咽癌，如果能在早期发现并进行治疗，预后相对来说是比较乐观的。早期下咽癌通常指肿瘤局限于下咽的一个解剖分区，且没有淋巴结转移和远处转移。此时，通过手术或者放疗等单一治疗手段，就有可能达到根治的效果。例如，对于一些肿瘤仅累及下咽后壁黏膜层的患者，通过手术完整切除病变组织后，5 年生存率可以达到70% ~ 80%。另外，早期发现的下咽癌患者，其咽喉部的正常功能也更容易保留，如吞咽功能和发音功能等。患者在治疗后可以维持较好的生活质量，能够正常进食和交流。

当下咽癌发展到中、晚期时，情况就比较复杂了。中、晚期下咽癌患者肿瘤可能已经侵犯了下咽周围的组织和器官，如喉部、食管、颈部淋巴结等。此时，通常需要综合治疗，包括手术、放疗、化疗等多种手段联合使用。由于肿瘤侵犯范围广，手术可能会涉及大面积的组织切除和复杂的重建手术，如全下咽切除和食管重建。而且，术后患者可能会出现较多的并发症，如吞咽困难、发音障碍、感染等，这些都会影响患者的预后。在这种情况下，5 年生存率可能会下降到30% ~ 50%。

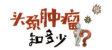

然而，即使面临着诸多挑战，随着医学技术的不断进步，越来越多的新治疗方法正在不断涌现。例如，靶向治疗和免疫治疗等新型治疗手段为下咽癌患者带来了新的希望，也改变了传统的治疗方式。对于一部分不愿接受手术和无法手术的下咽癌患者，通过多学科协同，多种治疗方式联合，已经可以使大部分下咽癌患者得到治愈。所以，得了恶性肿瘤并不像以前那样可怕，大家要保持相对乐观的心态，积极配合医生治疗，恶性肿瘤并非不治之症。

10. 放疗后多久可以恢复正常饮食

放疗会对咽喉部位造成比较大的刺激，在放疗过程中，患者可能会感觉吞咽时喉咙特别疼，而且食欲也会受到很大的影响。在放疗刚结束的时候，喉咙的疼痛和不适感不会马上消失。通常在放疗结束后的 1 ~ 2 周，喉咙的疼痛可能会开始慢慢减轻。不过这个时候，饮食还是不能大意。

如果患者在放疗期间一直通过鼻饲或静脉营养来补充营养，那可能还需要再等一段时间才能尝试正常饮食。

一般来说，放疗结束后的 2 ~ 4 周，患者可以开始尝试一些比较软、容易吞咽的食物，像米粥、软面条、鸡蛋羹之类的。这些食物不会对咽喉造成太大的刺激，而且还能为患者提供足够的能量。如果想要恢复到放疗前那种正常的、多样化的饮食，可能需要 2 ~ 3 个月甚至更久的时间。这是因为咽喉部的黏膜和肌肉组织需要时间来完全修复。

在恢复正常饮食的过程中，患者要特别注意食物的温度，不能太烫，不然会刺激到还在恢复中的咽喉。同时，要避免那些辛辣、粗糙、干硬的食物，如油炸食品、坚果、辣椒等。因为这些食物很可能会划伤咽喉，引起疼痛或者出血，使恢复过程变得更艰难。

每个人的恢复情况也会因为个人体质、放疗的具体剂量和疗程等因素而有所不同。如果患者在恢复饮食的过程中有任何不舒服，如吞咽时突然疼痛加剧、呼吸困难或者呕吐等情况，一定要马上告诉医护人员。

11. 下咽癌会遗传吗

下咽癌是有一定遗传倾向的，但并不是传统意义上的遗传病。

从遗传学角度来讲，部分下咽癌患者体内存在某些特定的基因变异。这些基因变异有可能通过遗传物质传递给下一代。例如，一些与细胞周期调控、DNA 修复相关的基因，如果发生突变，会使细胞更容易发生癌变。当下一代遗传到这些突变基因后，他们患下咽癌的风险相对普通人会有所增加。

不过，这并不意味着有家族史的人一定会得下咽癌。下咽癌虽有一定的遗传倾向，但总体而言，其主要驱动因素仍集中在环境及生活习惯层面。对于有家族史的人来说，提高警觉、积极改善生活方式、定期检查，可在很大程度上控制潜在风险，实现健康生活。

所以，如果家族中有下咽癌患者，不用过于恐慌。但是要更加注意保持健康的生活方式，如戒烟限酒、均衡饮食、多吃蔬菜水果，并且定期进行咽喉部的检查，这样可以有效降低患下咽癌的风险。

12. 术后怎么安排复查

下咽癌手术后的复查对于监测患者的康复情况、及早发现复发或转移至关重要。复查通常包括一系列的临床检查和辅助检查，以确保患者的长期健康。

复查时间一般是每 3 个月到医院复查一次。每个患者的复查计划可能会有所不同，具体取决于手术的复杂程度、肿瘤的分期、患者的个体差异以及治疗的响应情况。因此，患者应遵循主治医生的专业建议，制订符合个人情况的复查计划。

王志强 / 高竞逾

1. 头颈肿瘤术前需要准备哪些工作

①家属和患者（患者知情的前提下）应了解手术的必要性、手术原理及过程、手术风险和术后注意事项等，及时准备住院必需品，麻醉前需签署手术知情同意书，以及陪伴患者，减轻其恐惧心理。

②医生给患者开具的相关术前检查如抽血、心电图、CT等，术前必须完成，排除手术禁忌，及时调整患者身体状态。

③医护人员要做好术前相关准备。护士做好术前护理常规，如备皮（术区如有毛发则主要剃除）、术前禁食禁饮时间交代、输液等；医生则需要根据术前结果为患者制订合理的手术方案（有时需多科室联合手术）、术前准备好术中所需器械、术者保证良好状态。

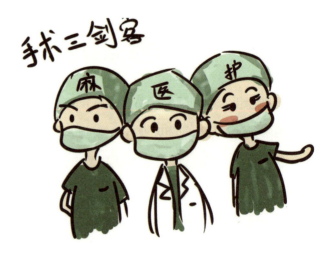

任何一个手术的成功，都需要患者及家属、护士、手术医生和麻醉医生等多角色的配合，因为一台成功的手术是一个医疗团队共同合作的结果。

2. 手术前做了CT为什么还要做磁共振

一般情况下，医生可能会建议先进行CT（计算机断层扫描）检查，然后再进行磁共振（MRI）检查。这是因为CT和MRI是两种不同的医学成像技术，各自具有一些特定的优势和适用范围。

CT可以快速生成详细的图像，对于检测骨骼、肺部疾病、出血和急性疾病等情况非常有效。CT扫描还可以通过对比介质物质（造影剂）进行增强来更清晰地显示血管和某些病变（增强CT）。

MRI利用强磁场和无害的无线电波来生成身体内部的高分辨率图像。它对于检测软组织结构（如脑部、骨骼肌肉、关节、韧带和内脏器官）以及神经系统疾病更为敏感。MRI可以提供更详细的解剖结构信息，并且不使用任何放射线。然而，MRI扫描过程较长，价格较CT高，有些患者可能无法承受。

因此，根据患者的病情和需要，一般先进行CT扫描来快速获得一些关键信息，然后再决定是否需要进行MRI进一步详细检查。这样可以在确保准确诊断的同时，尽可能减少患者的不适和辐射暴露。

3. 手术前为什么要做那么多检查，如验血、腹部B超、胸部CT等，这些和头颈没有什么关系

首先应该明确，术前检查是有必要和有意义的。

术前检查的目的主要有两个：

（1）确保手术过程中及手术后的患者安全至关重要

若存在禁忌证，而术前检查未能发现，即便是常规手术也可能因并发症或术后合

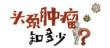

并症而引发生命危险；即便某些禁忌证不至于危及生命，它们仍可能对患者的术后恢复产生或多或少的负面影响。

（2）为设计更优的手术和麻醉方案做准备

血常规检查可以反映患者的贫血程度、感染状况及免疫功能。血生化全套则能评估肝、肾功能，电解质平衡及血糖水平，这些指标对于术中输液、用药选择及并发症的预防具有重要意义。凝血功能检查则直接关系到术中出血风险及麻醉方式的选择，对于凝血功能异常的患者，需慎重考虑是否适合椎管内麻醉，必要时需调整至全身麻醉，以确保患者安全。心电图、胸片等检查则能帮助麻醉师评估患者的心脏功能及肺部情况，发现潜在的心律失常、心肌缺血或肺部病变，从而制订相应的麻醉管理策略。对于特定手术，如剖胸手术，术前肺功能检查尤为重要，它能评估肺疾病的严重程度及气管的反应性，为手术方案的制订提供重要依据。

医生在给患者开具相关检查时，不会所有的检查都开，而是具体根据患者手术的需要选择必要的检查。如果患者或家属对检查项目或结果有疑问，可以与自己的主治医生沟通了解。

④ 手术前为什么要查传染病

在进行手术之前，医生通常会建议患者进行传染病的筛查，这是出于多方面的考虑。首先，了解患者是否携带某些传染病，如 HIV、乙型肝炎病毒（HBV）或丙型肝炎病毒（HCV），对于手术的安全性至关重要。这不仅关系到患者自身的健康，也关系到手术团队的安全，因为这些病毒可以通过血液传播。其次，如果患者确实携带这些病毒，医生可以采取额外的预防措施，如使用特殊的手术器械和防护装备，以减少感染风险。此外，了解患者的传染病状况还有助于术后管理，因为某些传染病可能会影响伤口愈合和术后恢复。因此，手术前进行传染病检查是确保手术安全和患者术后顺利恢复的重要步骤。

5. 喉镜、鼻咽镜做了非常难受，术前检查是否可以省去

喉镜、鼻咽镜在术前评估检查中不能省去。鼻咽镜、喉镜的检查会有一定的不适感，但是在检查前医生均会进行局部表面麻醉，在患者的配合和医生的小心操作下，麻醉后一般都能耐受，不会对患者造成实质伤害。

鼻咽镜主要用于检查鼻腔和鼻咽部的病变，如鼻窦炎、鼻息肉、鼻咽癌等；而喉镜则专注于喉部，包括声带、会厌等区域的检查，对于咽喉炎、声带小结等疾病的诊断至关重要。这些都是鼻部、喉部CT和磁共振成像（MRI）所无法替代的。此外，内镜检查还可以发现声带麻痹、环杓关节脱位、咽部异物，在临床上有明显的实用价值。当然，CT和MRI在评估组织内部情况及病变的侵害范围方面，也有其不可替代的临床应用价值。因此，每种检查都有其特定的适应证，都是不可或缺的。

6. 术前谈话好恐怖

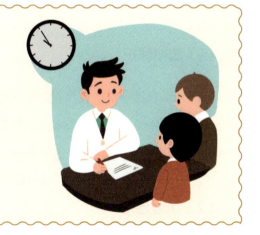

术前谈话不是医院免责声明。经常遇到这样的家属，在签字的时候问医生："这是不是所谓的生死状？签字以后就生死有命，医生完全不负责任？"每次医生都会说："这里是医院，不是竞技场。"

术前谈话结束后家属要签署的文件叫作《手术知情同意书》。这个名字完全是从患者角度出发的，包含两层意思：

知情：在医生的详细解释后，患者和（或）家属已充分理解了该次手术的方案及

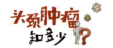

其潜在风险。

同意：在知情的前提下，患者和（或）家属同意医生为患者进行手术。

签字了，代表患者和（或）家属获得了此次手术的知情权和自主权，没有在医院和医生的欺瞒和胁迫下接受手术。但这并不代表，签字后医生就没有责任了。术后如果患者和家属对手术过程有任何异议，可以申请医疗鉴定，如果医生确实存在过失，医疗机构必须承担相应的责任；若医院没有过失，则由患者自己承担。

需要强调的是，没有完美无缺的治疗方案，但是主管医生、主管护士及其他医学专家和患者或家属沟通的目的是帮助其选择最合适的治疗方案。患者及家属需确认治疗方案，了解备选方案、可能的风险和获益，理解治疗的意义。其实大多数治疗都是有益的，但是它们各自带有不同的副作用。

❼ 为什么还要麻醉谈话和签字，麻醉医生说的麻醉意外是什么情况

麻醉谈话和签字的重要性：

（1）法律保护

麻醉谈话和签字是患者授权麻醉医生进行手术麻醉的法律凭证，确保了医疗行为的合法性。签署同意书的过程实际上是患者行使自己选择权的一种表现，基于对手术和麻醉相关信息的充分理解，是医患双方权利义务的明确体现。

（2）风险告知

通过麻醉谈话，医生会详细介绍麻醉的优点、过程、安全性以及可能的风险和并发症，确保患者及家属充分了解麻醉存在的风险，选择适合自己的麻醉方式。

（3）心理准备

患者通过麻醉谈话可以更好地理解麻醉过程，减少紧张和恐惧，有助于手术的顺利进行和术后的恢复。

麻醉医生说的麻醉意外是指在麻醉过程中出现的与麻醉目的不相关的意外事件。常见有以下几点：

①如果气管插管困难，可能会损伤气道，患者可能会发生反流、误吸、喉痉挛等。

②区域麻醉，如椎管内麻醉可能会引起术后头痛、神经损伤、硬膜外血肿以及下肢感觉或运动障碍等。

③如果患者对麻醉过敏或发生中毒反应，可能会导致休克、呼吸暂停、心跳骤停等。

④麻醉手术时可能会发生血压波动，进而导致心脑血管意外；动静脉穿刺可能会发生血肿及感染。

⑤麻醉手术可能会诱发或加重原来的疾病。

对于大多数身体状况良好的患者，麻醉过程是相对安全的。对于需要全身麻醉的患者，麻醉医生会进行详尽的麻醉前风险评估。若是麻醉风险系数较低，患者出现麻醉意外的概率也就很低。而且在实际的临床麻醉操作中，每一种麻醉方法都有相应的应急预案来应对可能发生的麻醉意外。一旦发生麻醉意外，抢救措施包括立即停止使用麻醉药物和实施对症治疗。

8. 术前为什么要备血

在进行某些手术之前，医生通常会建议患者进行备血，这是出于对患者安全和手术顺利进行的考虑。备血的主要目的是预防在手术过程中可能出现的大量失血情况，确保有足够的血液供应，以便在紧急情况下能够及时进行输血，从而减少手术风险，提高手术成功率。当然，**术前备血并不是术中一定要输血**。

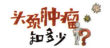

　　备血的种类包括全血、红细胞、血浆等，具体选择哪种血液制品，需要根据患者的具体情况和手术需求来决定。备血的数量也会根据手术的复杂程度和预计出血量来确定。

　　在手术前，患者应该与医生充分沟通，了解备血的必要性和可能的风险。医生会根据患者的健康状况和手术计划，制订合适的备血方案。同时，患者也应该遵循医生的建议，做好术前的准备工作，以确保手术的顺利进行。如果医生建议备血，患者应该积极配合，以保障手术安全。

9. 护士说术前还要做颈部（腹部、手部、会阴部、腿部）备皮，有必要吗

　　备皮是指在手术的相应部位剃除毛发并进行体表清洁的手术准备，是对拟行外科手术的患者在术前进行手术区域清洁的工作。手术区域清洁的工作可不仅仅是清除体毛那么简单，还包括皮肤的清洗，有时术前还要做皮肤碘伏擦洗等。

　　备皮的目的是在不损伤皮肤完整性的前提下减少皮肤细菌数量，降低手术后切口感染率。

　　如果医生或护士术前提醒备皮，患者应尽量配合医生。

10. 月经期可以做手术吗

　　可以做，但不建议。需要根据具体情况来看，若是急诊手术，或是病情严重可能会威胁到生命安全，则可以做手术；若是择期手术，不是很紧急，则通常不建议在来月经时进行手术。患者在出现不适表现后，可及时前往医院咨询医生进行处理。

　　女性在来月经之后身体抵抗力会下降，子宫颈外口处于开放状态，容易发生感染，并且来月经期间由于凝血功能发生改变，血液不容易凝固，容易增加手术出血的风险。

　　若是属于急诊手术，并且病情比较严重，如急腹症、脑外伤、脑出血、心肌梗死

等，若不及时治疗，可能会威胁到患者的生命安全，此时即使是来月经也可以做手术。

但若是择期手术，如甲状腺手术、乳腺手术、骨关节手术等不是很紧急的情况，则不建议在来月经时做手术，以免诱发感染，加重出血症状。

所以，如果不是急诊手术，尽量避开月经期，提前跟医生说明自己的月经周期。

11. 术后必须用镇痛药吗，可不可以忍一忍

术后镇痛不是必需的，术后疼痛的处理措施需要依据疼痛程度而定，可分为轻微疼痛、中度疼痛以及重度疼痛。

（1）轻微疼痛

术后如果存在轻微疼痛，不影响生活和睡眠，一般不需要用止痛药物治疗，可通过热敷以及情绪上安抚的方式来缓解。

（2）中度疼痛

通常，患者术后如果存在中度疼痛感，建议报告医生，在医生的指导下通过应用布洛芬、双氯芬酸钠等止痛类药物来缓解。

（3）重度疼痛

通常，术后镇痛药种类较多，如果术后患者疼痛感剧烈，属于重度疼痛，应在医生的指导下通过应用吗啡、羟考酮等重度镇痛药进行缓解。

术后重度疼痛，如果不进行镇痛，可能会产生由于疼痛导致血压升高、心率加快等现象，甚至可能会对伤口恢复造成不利的影响。

有人还会担心术后镇痛会影响伤口的愈合，这种担心是多余的。目前并无术后镇痛影响伤口愈合或增加感染的临床试验结论。恰恰相反，良好的镇痛可抑制患者的应激反应，降低体内儿茶酚胺的水平，从而改善伤口部位的血液供应，进而促进伤口愈

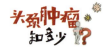

合。有效的术后镇痛，不但可以减轻患者的痛苦，还有利于疾病的康复。

12. 医生说术中需要劈骨头（颌骨），需要这样吗

是否需要劈骨头（颌骨），要根据患者具体病情作出判断，需要与主治医生和主刀医生进行沟通询问，了解患者病情、手术方式。

劈开的骨头，如果不是感染性病变（俗称有脓的伤口），加强术后护理，一般能长好，患者不要有过多的心理压力。颌骨血液比较丰富，血液循环比较顺畅，一般2～3个月可愈合。劈开颌骨的愈合过程和一般的骨折愈合过程一样，大概分3个阶段：第1个阶段为血肿机化演进期，需要2周左右。在这个阶段结束时，一般骨断端中间会初步形成纤维连接。第2个阶段叫原始骨痂形成期，需要6～8周。这个阶段结束后，骨折断端会有原始骨痂形成。第3个阶段为骨痂改造塑形期，需要12周左右。一般3个阶段结束以后，骨头基本上就愈合了。

13. 手术后感觉很虚弱，可以多打营养针吗

术后打营养针要适度，不是越多越好。身体免疫力低下，低蛋白血症的患者，当摄入的营养确实满足不了身体需求的时候，术后根据患者体质，主治医生会适当地打一点营养针，增强人体的抵抗力，促进身体的恢复。

（1）好处

打营养针是为营养不足的患者提供的一种治疗方法，其好处是为机体补充营养，有利于提高身体的免疫力和抵抗力。

（2）坏处

对于无法进食的患者来说，如果长期打营养针，胃肠道无法正常进行食物的消化

与吸收，消化腺分泌功能降低，胃肠蠕动功能减弱，可能会导致胃肠功能下降，长期使用会导致肠道屏障功能和肝功能异常。此外，营养针属于高渗液体，容易损伤外周静脉，导致静脉炎症反应，局部表现为疼痛、肿胀、压痛等症状。如果经中心静脉置管长期使用营养针，也容易导致导管感染。建议患者积极配合医生的治疗，如果胃肠道功能恢复正常，尽量选择肠内营养进行治疗。

⑭ 手术期间如何控制血糖和血压

血糖异常增高是围手术期（就是我们常说的手术期间，包括手术前、手术中、手术后整个阶段）的常见问题。手术创伤应激、患者自身血糖调节和围手术期使用的影响血糖的药物，都会对血糖异常增高的发生产生影响。大量证据表明，围手术期血糖异常（包括高血糖、低血糖和血糖波动），会增加感染、伤口不愈合以及心脑血管事件等并发症的发生率，延长住院时间，甚至增加手术患者的死亡率，必须引起重视。手术相关血糖控制目标：

（1）普通手术采用宽松标准：空腹或餐前血糖 8 ~ 10 mmol/L，餐后 2 小时血糖 8 ~ 12 mmol/L，短时间随机血糖 < 15 mmol/L 也可接受。

（2）身体状况良好、无心脑血管并发症风险的非老年患者或应激性高血糖患者采用一般标准：空腹或餐前血糖 6 ~ 8 mmol/L，餐后 2 小时或随机血糖 8 ~ 10 mmol/L。

（3）精细手术如整形、眼科采用严格标准：空腹或餐前血糖 4.4 ~ 6 mmol/L，餐后 2 小时或随机血糖 6 ~ 8 mmol/L。

糖尿病患者平常应注意控制血糖，住院后主动向医生交代病史，配合测血糖及控制饮食。住院期间手术科室医生会根据血糖情况，必要时请内分泌科医生会诊，协助血糖控制。术后也要积极控制血糖，利于伤口恢复。

围术期高血压是指从患者确定手术至与本手术相关的治疗基本结束期间内，其收缩压、舒张压或者平均动脉压升高幅度大于基础值的 30%，或收缩压 ≥ 140 mmHg（1mmHg=0.133kPa，全书特此说明）和（或）舒张压 ≥ 90 mmHg。高血压在手术中可能引发许多并发症，如心血管事件、脑血管意外和术后出血等。因此，对术前高血压

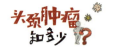

患者的血压控制至关重要。

血压控制目标：一般高血压患者在 140/90 mmHg 以下；伴有肾脏疾病、糖尿病、病情稳定的冠心病或脑血管病患者治疗更宜个体化，一般可将血压降至 130/80 mmHg 以下；65 岁及以上老年人收缩压应控制在 150 mmHg 以下。

高血压患者，术前尽量配合医生控制血压，保证手术的顺利进行，术后也要进行血压监测，因为血压过高会导致伤口渗血增加。

15. 头颈部手术后插了鼻饲管，大约多久可以拆除

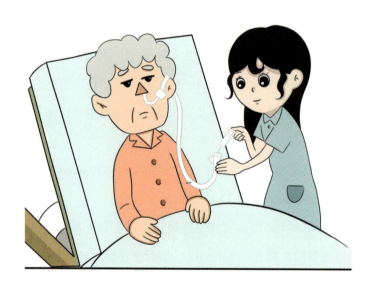

鼻饲管就是我们通常说的胃管，适用于那些不能经口进食的患者，可以确保他们获得足够的营养、水分和药物，有助于他们早日康复。鼻饲管多长时间拔除，临床上各科室间没有准确的定论，需要根据患者具体的手术方式决定。头颈部手术也一样，不同手术，拔除鼻饲管时间不同。

对于一般手术，术口在口腔、咽腔、喉腔，为避免经口进食刺激创面，通常术后放置鼻饲管 48 小时左右给予拔除。喉癌术后一般 7 ～ 14 天后即可拔出。但具体停留时间还取决于术后患者的实际情况，如果术后的患者胃液分泌较多，则需保留胃管较长时间，而如果胃肠功能恢复较快，胃液分泌较少，则可尽快拔除胃管。但需要注意，

如果是喉癌术后出现咽瘘（可看到唾液从颈部术口渗出），则需要咽喉痊愈后才可拔除胃管。

16. 术后鼻腔里塞了什么，大约多久可以取出来

鼻腔填塞物通常在 48 ~ 72 小时后取出，特殊情况下可能 7 ~ 14 天取出。

（1）鼻腔填塞物的填塞时间为 48 小时的情况

鼻腔填塞物通常是用于鼻腔出血以及鼻腔手术术后等，比较常用的不可吸收填充材料有膨胀海绵、油纱条等，一般填塞的时间在 48 小时左右，最长不超过 72 小时。鼻腔填塞物如果过早取出，可能会导致手术部位出血，使鼻腔血肿。而如果填塞物取出过晚，可能会使得患者出现明显的鼻部堵塞等不适感，还可能会出现鼻腔局部缺血性坏死等现象。鼻腔内填塞物一般需要到医院取出，如果自行取出，可能会使鼻腔再次出血。

（2）鼻腔填塞物的填塞时间为 48 ~ 72 小时的情况

常用的可吸收鼻腔填塞物，如纳吸棉，术后 48 ~ 72 小时，医生会取出大部分填塞物，但完全被人体吸收较为困难，术后鼻腔冲洗基本能软化洗出，如部分残留物，术后 7 ~ 10 天进行局部清理和换药，将融化的纳吸棉吸除，以保持术腔清洁和降低炎症反应。

（3）鼻腔填塞物的填塞时间长于 72 小时的情况

特殊情况，如脑脊液鼻漏手术、创面较大的鼻部恶性肿瘤手术，术中医生可能使用含抗生素的纱条或者碘仿纱条填塞鼻腔。此时，填塞物不能过早取出，否则会引起大出血或导致手术的失败，一般术后 7 ~ 14 天才能取出。

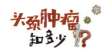

17. 术后多久可以恢复日常工作，多久可以进行锻炼

对于头颈部手术，术后何时可以开始运动，主要取决于手术类型和个人的身体恢复情况。一般来说，轻度的体育活动如散步可能在术后 1 周内就可以开始。而对于更为剧烈的运动，如跑步或重量训练，可能需要等待 6 周或更久的时间。

对于常规耳科和鼻科手术，手术范围不是特别大，病变为良性者，一般术后 1 个月换药时，术口恢复良好的情况下，术后 4 周左右可恢复平常运动量。对于脑脊液鼻漏修补和鼓膜修补的患者，建议运动以散步为主，术后 1 ~ 3 个月尽量避免剧烈运动，利于伤口恢复。对于一些严重的疾病，如癌症，手术后的恢复时间可能会更长。这些患者在术后可能需要进行化疗或放疗，这可能会影响身体的恢复。因此，这些患者在开始运动之前，需要在医生的指导下，根据自己的身体状况和恢复进度来制订运动计划。

总的来说，手术后何时可以开始运动，应该根据手术类型和个人的身体恢复情况来决定，并且在医生的指导下进行。在术后恢复期间，适当地运动不仅可以帮助身体恢复，还可以提高生活质量，但过度地运动则可能会延长恢复时间，甚至可能导致伤口愈合不良。因此，术后运动应该适度，以身体的恢复为主。

18. 为何我的颈部包得这么紧，别人却没有

术后绷带的包扎是有严格医学要求的。具体包扎绷带的松紧是根据手术情况而定的，每个人手术方式、范围不同，包扎有不同要求。一般应确保包扎的松紧度适中，既要达到止血和保护伤口的目的，又要避免过度压迫和不适。

绷带包扎伤口的主要目的是止血、保护伤口并减少感染的风险。适当的包扎压力可以压迫伤口，有助于止血，并防止外部细菌和污染物进入伤口。然而，如果绷带包扎得过紧，可能会导致血液循环受阻，影响伤口的愈合。此外，过度的压力还可能引起疼痛、麻木和组织坏死等不良反应。

医生在包扎时会根据手术的部位、手术的方式以及患者的具体情况来确定绷带的

松紧度。如果绷带包扎得过松，可能会起不到应有的作用。例如，在一些肢体手术之后，过松的绷带无法对伤口起到良好的压迫止血效果，可能会导致伤口渗血增加，形成血肿，这不仅会延缓伤口的愈合，还可能增加感染的风险。而且在某些涉及组织修复的手术中，合适的绷带压力有助于保持组织的贴合，促进愈合，如果自行松开，可能会破坏这种有利于愈合的状态。

19. 头颈肿瘤术后多久可以拆线

头、面、颈部的拆线时间，从 5 天到 2 周不等，有时还要更长一些，这取决于切口的大小、患者的恢复情况，还有身体的基本病变。如果是做体表肿物切除，并且切除的范围比较小，一般在术后 5 天左右就可以进行拆线。但是如果切除的范围比较大，局部进行缝合后，张力会比较大，过早地拆线可能会导致伤口裂开，就需要延长拆线的时间。

如果患者有糖尿病等基础疾病，也会影响伤口的愈合时间。如果患者营养状况较差，也会影响伤口愈合的时间。所以具体的拆线时间，需要向主诊医师进行咨询。在手术后，为了促进伤口尽快愈合，可适当摄入新鲜的水果、蔬菜和优质蛋白等。

王　艳

第12章 认识放疗

1. 什么是放疗

　　放射治疗，简称放疗，是人类抗击恶性肿瘤的三大主要治疗方式之一，与外科手术和化疗并驾齐驱。癌症的放射治疗是利用高能带电粒子束来治疗肿瘤，其效果可比喻为一把"隐形的手术刀"。然而，与传统手术刀不同的是，放射线并未切除受损的组织器官，可以更好地保留组织器官的功能，但放射线在消灭肿瘤细胞的同时，也会损伤正常细胞。幸运的是，正常的细胞能更好地抵抗射线或从射线的影响中复原，即癌细胞比正常细胞更容易被放射线杀灭。

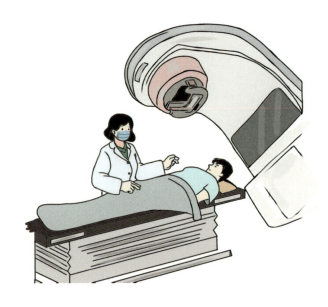

放射疗法已有 100 多年的历史，且其发展迅速。在CT影像技术和计算机技术的发展帮助下，放疗技术由二维放疗发展到三维放疗、四维放疗技术，放疗剂量分配也由点剂量发展到体积剂量分配，以及体积剂量分配中的剂量调强（放射治疗越来越精准）。

2. 常见放疗技术及设备

现在的放疗技术主流包括立体定向放射治疗（SRT）和立体定向放射外科（SRS）。立体定向放射治疗（SRT）包括三维适形放疗（3D-CRT）、三维适形调强放疗（IMRT）；立体定向放射外科（SRS）包括X刀（X-knife）、伽马刀（Y刀）和射波刀（Cyber Knife），X刀、伽马刀和射波刀等设备均属于立体定向放射治疗的范畴，其特征是三维、小野、集束、分次、大剂量照射，它要求定位的精度更高和靶区之外剂量衰减更快。

在头颈部肿瘤治疗中，常见的放疗技术有：

二维放疗：

二维放疗是最原始的放疗方法。医生通过模拟定位机透视，确定肿瘤大体范围，然后用皮肤墨水在患者皮肤上标记治疗范围。由于机器条件有限，只能做正方形、长方形等简单规则照射野，导致肿瘤周围的大量正常组织也被纳入照射范围。目前，该技术已极少使用。

三维适形放疗：

三维适形放疗的诞生旨在解决传统放疗中对健康组织过度照射的问题。它利用CT图像重建出三维的肿瘤结构，通过在不同方向设置一系列不同的照射野，并使用与病变形状相匹配的适形挡铅技术，确保高剂量辐射区域在三维空间（前后、左右、上下）的分布与肿瘤靶区的形状相吻合。这样不仅减少了周围正常组织的受照剂量，而

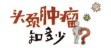

且使最终的高剂量区域与肿瘤的形状相适应，即实现了所谓的"适形"放疗。

调强放疗：

调强放疗是 20 世纪末到 21 世纪初发展起来的一项肿瘤放疗技术。首先，在照射方向上，使照射野的形状与病变（靶区）的投影形状一致；其次，靶区内诸点的剂量可以满足临床要求的特定剂量分布。与三维适形放疗的最大不同是调强放疗通过改变照射区域内的射线强度，使肿瘤靶区获得与肿瘤形状一致的剂量分布（剂量更均匀了），降低周围正常组织的辐照剂量，从而提高放疗疗效，保护正常组织（散射剂量更少了）。调强放疗是当前头颈部肿瘤最常用的治疗方式。

放疗中的"刀"：

在放疗中我们会经常听到各种"刀"，如 γ 刀、射波刀、Cyber 刀等，但是它们与外科的手术刀不同。放疗中的"刀"一般指短疗程、分次剂量大的精确放射治疗模式，此模式可对肿瘤组织实施一次性大剂量致死照射，像手术一样"切除"肿瘤，故称之为"放射线刀"，这是一种"无形的手术刀"。

后装治疗：

后装治疗，也称近距离放射治疗或管内照射，是利用高剂量辐射对有限体积内的病变进行治疗。实施方法是把空载施源器（放置放射源的装置）放置在合适的位置，然后在有防护屏蔽的条件下，利用机械控制的方法，将放射源置入容源器进行放射治疗。头颈部肿瘤已停用此治疗模式，现在主要应用于宫颈癌、前列腺癌等的治疗。

质子和重离子治疗：

质子和重离子治疗是一种更为理想的放射治疗方式，相较于三维适形放疗和调强放疗，它具有显著的物理学优势，即布拉格峰效应。其主要区别在于，质子和重离子治疗采用的是质子束和重离子束，这种放射线的特性在对肿瘤施加相同放疗剂量的照射时，能够大幅减少对周围正常组织的辐射损伤（可以理解为疗效等同或更优，但对周边组织的毒性更低）。从理论上讲，质子和重离子治疗是治疗肿瘤的"特效药"，然而，由于其设备成本高昂、治疗费用巨大以及占用空间庞大等限制因素，目前尚未能广泛普及。

3. 放疗如何杀灭肿瘤

放射线主要通过电离辐射对细胞DNA造成损伤从而杀死肿瘤细胞。电离辐射对细胞的损伤一般分为三类：致死性损伤、亚致死性损伤、潜在致死性损伤。通俗来说，我们可以将致死性损伤理解为细胞受到照射后没有任何办法进行修复，细胞直接死亡。亚致死性损伤就代表着细胞受到照射后会有损伤，但这些损伤不足以致命，经过一段时间后，细胞可以完全修复。潜在致死性损伤就是细胞照射后细胞未立即死亡，如不进行干预，细胞将会发生死亡的现象，如果给予细胞某种条件，细胞损伤又可以修复并存活。

在临床治疗中，三种电离损伤表现在：肿瘤区域所受的剂量高，癌症细胞所受的损伤很大，癌症细胞就是致死性损伤，它无法进行修复；但也有部分肿瘤细胞出现潜在致死性损伤，所以放疗后有些肿瘤并不会立即消失，但是放疗结束一段时间后复查可能发现肿瘤细胞反而消失了。正常组织细胞所受的剂量低，损伤不会杀死细胞，那么就是亚致死性损伤，经过一段时间后就可以自行修复。这样就达到了杀灭肿瘤细胞，但是我们的正常组织却不受到影响的目的。

4. 参与放疗的人员有哪些

参与放疗的人员有：放疗医师、医学物理师、放疗技师、放疗护理人员、放疗设备维修工程师。

放疗科室是由多专业共同协作来完成治疗的综合科室，一个放疗科室通常包括：放疗医师、放疗物理师、放疗技师、放疗护理人员、放疗设备维修工程师。下面将为大家

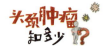

介绍各个部分所承担的职能：

放疗医师：

主要负责接诊患者，在其他科室的共同协作下，为患者制订详细具体的治疗方案，包括肿瘤靶区的勾画、放疗剂量的确定、审查放疗计划的可执行性等。

放疗物理师：

与放疗医师紧密合作，为患者制订放疗计划，并按照患者的具体情况进行调整，最后形成一个最适合患者的放疗计划。

放疗技师：

放疗技师要负责监督放疗机器的稳定性与准确性，指导患者的体位摆放，负责操作机器，严格执行放疗计划，随时监督患者在放疗过程中是否存在异常情况，保证患者在治疗中按照放疗计划进行治疗，达到最好的治疗效果。

放疗护理人员：

认真执行各项护理制度，正确执行医嘱，严格执行"三查七对"制度及无菌技术操作，防止差错、事故发生，协助医生完成放疗诊疗工作。对传染病患者做好检查后的各项消毒工作。

放疗设备维修工程师：

主要负责放疗设备的维修和维护，定期对放疗设备做维修保养，保证放疗设备的正常运行。

放疗是一项非常精确的治疗手段，所以我们必须保证每位患者的治疗都精确而高效，放疗的每一项环节都必须经过仔细的验证，这就使放疗科的准备工作相比于内外科时间会更长，患者从进入放疗科进行检查到最终进行治疗一般需要 1 ~ 2 个星期的时间。

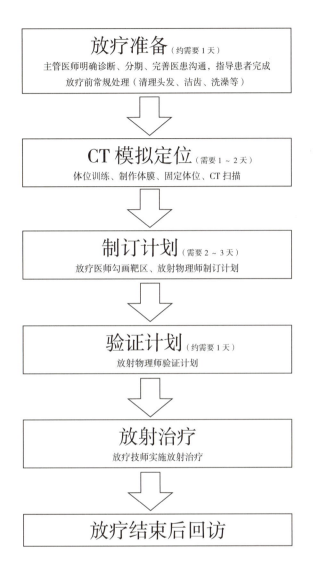

```
┌─────────────────────────────────────────┐
│   放疗准备 (约需要 1 天)                    │
│   主管医师明确诊断、分期、完善医患沟通,指导患者完成 │
│   放疗前常规处理(清理头发、洁齿、洗澡等)       │
└─────────────────────────────────────────┘
                    ↓
┌─────────────────────────────────────────┐
│   CT 模拟定位 (需要 1~2 天)                │
│   体位训练、制作体膜、固定体位、CT 扫描          │
└─────────────────────────────────────────┘
                    ↓
┌─────────────────────────────────────────┐
│   制订计划 (需要 2~3 天)                   │
│   放疗医师勾画靶区、放射物理师制订计划           │
└─────────────────────────────────────────┘
                    ↓
┌─────────────────────────────────────────┐
│   验证计划 (约需要 1 天)                    │
│   放射物理师验证计划                         │
└─────────────────────────────────────────┘
                    ↓
┌─────────────────────────────────────────┐
│   放射治疗                                 │
│   放疗技师实施放射治疗                        │
└─────────────────────────────────────────┘
                    ↓
┌─────────────────────────────────────────┐
│   放疗结束后回访                            │
└─────────────────────────────────────────┘
```

5. 肿瘤放疗的必要性

　　在癌症治疗这一复杂领域内,放疗作为一种重要的治疗手段,其与手术、化疗合称为恶性肿瘤治疗的三大支柱,其具有不可替代的地位与显著的必要性。放疗,全称为放射治疗,通过使用高能射线破坏癌细胞的DNA,从而抑制肿瘤的生长和扩散,甚至彻底消灭癌细胞,是一种局部治疗方法。对于早期癌症患者,放疗常常能够发挥决定性的根治作用。在某些癌症类型中,放疗甚至可以作为首选的治疗方案。它通过精

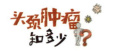

确地将高剂量射线聚焦于肿瘤部位，在最大程度上保护周围正常组织的同时，有效地摧毁癌细胞，给予患者长期生存甚至完全治愈的希望。这种精确的"靶向"治疗方式，避免了手术可能引起的广泛组织损伤和功能丧失，为患者保留了更好的生活质量，使更多身体状况较差或无法接受手术的患者能够从中获益。

在癌症治疗的综合策略里，放疗更是扮演着不可或缺的角色。手术前、后的放疗应用，极大地提高了癌症治疗的整体效果。术前放疗能够使肿瘤体积缩小，降低手术切除难度，提高肿瘤完整切除率，减少术中癌细胞扩散的风险。术后放疗则可针对手术区域可能残留的癌细胞以及潜在的微小转移灶进行清扫，显著降低癌症复发率，延长患者无癌生存期与总生存期，为患者的长期康复提供有力保障。

对于晚期癌症患者，放疗同样意义非凡。尽管此时癌症已发生转移和扩散，难以实现根治，但放疗可以有效地缓解由肿瘤压迫或侵犯周围组织、器官所引发的一系列严重症状。如骨转移导致的剧烈疼痛，通过放疗可使大部分患者的疼痛得到明显缓解，提高生活舒适度；又如脑转移引起的颅内高压、神经功能障碍等，放疗能够减轻症状，延长患者生存期并改善其生存质量，让患者在与癌症抗争的最后阶段，尽可能地减轻痛苦，维持生命尊严。

随着现代医学技术的飞速发展，放疗技术也在不断革新进步。从传统的二维放疗，逐步发展到三维适形放疗、调强放疗，乃至更为先进的质子和重离子放疗。这些先进技术能够实现更加精准的肿瘤定位与剂量投放，在提高放疗疗效的同时，进一步降低对周围正常组织的不良反应，减少放疗并发症的发生。如今，放疗已不再是人们传统观念中"杀敌一千，自损八百"的粗放式治疗，而是一种高效、精准且相对安全的癌症治疗利器。

放疗在癌症治疗的各个阶段均具有至关重要的必要性，无论是追求根治，还是缓解症状、提高生活质量，它都为癌症患者提供了不可或缺的治疗选择与生存希望。在与癌症这一重大疾病的艰苦战斗中，放疗无疑是守护患者生命健康的关键防线之一，值得每一位患者及其家属深入了解、重视并积极考虑应用于癌症治疗方案之中。

李　焱/李荣清

6. 根治性放疗与姑息性放疗

根治性放疗：

理想状态下，应用对肿瘤致死量的射线，将肿瘤细胞的数目减少至可获得永久局部控制率的水平。主要针对放疗敏感的肿瘤，可以达到与根治性手术相似的疗效，患者一般需要符合以下条件：①一般状况较好。②局部肿瘤无远处转移。③病理类型属于对射线敏感或中度敏感的肿瘤。

姑息性放疗：

姑息性放疗指的是给予根治剂量的照射也不能根除肿瘤，仅以控制病情为目的，临床上主要针对肿瘤已有全身或局部转移，临床治愈较困难的患者，或一般状况难以耐受根治性放疗剂量的患者。姑息性放疗主要目的在于在不增加患者痛苦的前提下，达到缓解症状、减轻痛苦、暂时控制病情进展、减轻患者的治疗负担的目的。一般姑息性放疗仅给予较低的放疗剂量，不会产生严重的毒性反应。如用于骨转移灶的止痛、缓解肿瘤导致的进食梗阻或脊髓压迫、减轻脑转移灶的头痛等。

7. 非恶性肿瘤放疗

通过射线照射，即使是非恶性疾病也能获得显著的治疗效果。这类疾病可能会对患者的生活质量造成长期影响，并且使用其他治疗方法往往不可行、易失败，甚至可能导致严重并发症。这类疾病通常包括瘢痕、纤维瘤、朗格汉斯组织细胞增多症、血管瘤、三叉神经痛、帕金森病、内分泌性突眼、骨关节炎、滑膜炎、脑膜瘤、垂体腺瘤和听神经瘤等。

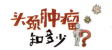

8. 预防性放疗

预防性放疗主要针对亚临床病灶进行照射。亚临床病灶是指无法通过一般临床检查方法发现，也未在显微镜下观察到明确肿瘤的异常区域，通常位于肿瘤主体周围或远隔部位。例如，在头颈部肿瘤中，我们会对颈部淋巴结引流区进行放射治疗；小细胞肺癌可采用预防性全脑放疗等。

临床上部分恶性肿瘤根治性手术后，针对局部高危复发风险因素的患者也应用预防性照射，提高局部控制率。如舌癌术后、喉癌术后、唾液腺和副鼻窦癌术后等。

9. 放疗前准备工作

在放疗开始前，有一些注意事项需要患者牢记。

洁齿：

放疗前 1～2 周，至口腔科洁齿，修补浅度龋齿，拔除残根龋齿，拆除金属牙套，同时治疗牙龈炎。口腔处理可有效降低颌骨放射性骨髓炎、骨坏死等风险。

理短发：

放疗、化疗可引起脱发，一般治疗结束后头发会重新长出，治疗期间剪短发可减少脱发，可佩戴帽子或假发。

软毛牙刷：

放疗期间可出现放射性口腔黏膜溃疡，每次饭后记得使用软毛牙刷清洗食物残渣，谨防加重口腔溃疡。

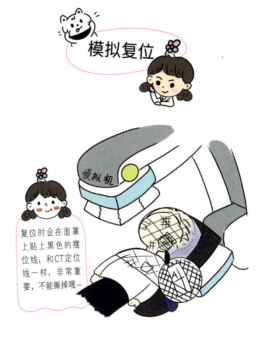

模拟复位

模拟机

复位时会在面罩上贴上黑色的摆位线，和CT定位线一样，非常重要，不能撕掉哦~

洗鼻器：

放疗期间冲洗鼻腔，及时冲走鼻腔分泌物，预防鼻腔粘连。

剪指甲：

当放射性皮肤损伤后，过长的指甲可抓破皮肤，增加感染的风险。

宽领棉质衣服：

进行胸部、腹部以及四肢的放射治疗时，患者应穿着宽松舒适的棉质内衣，并确保皮肤保持清洁和干燥。

标记线：

医师在照射区域所绘制的定位标记线不可以被擦除，若标记线模糊可请技术人员帮忙重新标记。

10. 放射治疗照射范围的确定

在放疗中，每位患者的患病情况都不一样，每位患者的照射范围也是不一样的。

放射治疗照射范围的确定，通常情况下分 3 种情况：

术后放化疗：

对于接受术后放化疗的患者来说，请务必准备完善的术前检查资料，尤其是头颈部MRI检查。若是缺失必要的术前检查资料，放疗的范围是很难确定的。为了防止遗

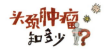

漏照射区域，放疗的照射范围往往是较广的，因此患者的放疗毒性反应也较严重。此外，对于那些已经接受过颈部清扫手术的患者，术后结合放疗可能会引起颈部软组织的严重粘连。

直接同期放化疗：

直接接受同期放化疗患者的靶区是较容易勾画的。这时候患者的肿瘤病灶明显，只需"照葫芦画瓢"即可。

诱导化疗后联合放化疗：

接受这种治疗模式的患者跟接受术后放化疗差不多，初始检查资料尤为重要。但有一点值得提醒，这种治疗模式，若是治疗前的初始资料齐全，放疗照射范围反而会小一点，治疗毒性也相对较轻。

头颈部恶性肿瘤的初始检查资料：

①头颈部 MRI 或者 CT，明确原发肿瘤侵犯情况。

②胸部 CT，排查有无肺及纵隔淋巴结转移等。

③腹部 B 超或腹部 CT，排查有无腹腔脏器及淋巴结转移。

④骨扫描，排查有无骨转移。

⑤PET-CT，可选做，此检查项目在大多数省份属于自费项目，但是可排查恶性肿瘤全身转移情况，准确率高。通常选做 PET-CT 的患者若无远处转移病灶，以上②、③、④项不建议重复检查；若 PET-CT 显示有转移病灶，仅针对远转病灶加做影像检查即可，方便后期评估治疗疗效。

11. 放射治疗的剂量越高越好吗

许多患者在咨询放疗相关问题时，常常会问："医生，放疗剂量是不是越高越好。"这是患者常见的一个误区。不同器官对放疗剂量的耐受性不同，放射线对身体的损伤会持续很长时间，甚至是几年。本着风险最低、效益最大的原则，医生会根据肿瘤性质、治疗目的和患者情况等制订合理的放疗计划，而不能盲目增大剂量。

12. 放射治疗的毒性反应

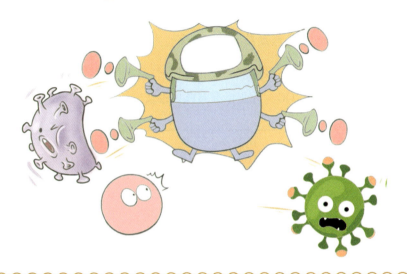

> 在我们的日常生活中，会听到各种关于放疗的副反应，如恶心、呕吐、水肿、脱发等。各种传言铺天盖地，其实不必惊慌，多数放疗毒性反应是较低且可以耐受的。

　　下面将为大家介绍副反应的发生原因：电离辐射会通过损伤DNA导致肿瘤死亡，但放射线对正常组织也会产生急性和（或）后期毒性影响。这种毒性表现因细胞特征和受影响器官的解剖和生理特点而异。通常情况下，正常组织的辐射剂量和体积与毒性风险之间存在直接关系，因此，放疗医师需要严格限制正常组织的受照射剂量。此外，放疗毒性加重也可由其他因素引起，包括患者基线特征以及其他肿瘤治疗手段对其产生的影响。近年来，技术进步显著提高了放疗精准度，最大程度地减少了周围器官受到的辐射剂量，并降低了放疗所带来的不良反应。后续章节我们将针对头颈部肿瘤常见的放疗毒性反应的防治做详细的解答。

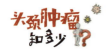

13. 放射性皮肤损伤

在临床治疗过程中，放射线在杀伤肿瘤细胞的同时，对周围正常组织器官也会造成损伤。放射性皮肤损伤是放疗过程中最常见的不良反应之一。急性放射性皮炎是由皮肤上皮细胞减少引起的，从轻症的自限性红斑到重症的痛性、湿性脱皮均有可能发生。**好发于皮肤皱襞处，尤其是锁骨上窝、腋窝**。主要临床表现为皮肤瘙痒、色素沉着以及脱皮，严重者可产生湿疹、水疱，不同的分级对应不同的临床表现。根据Radiation Therapy Oncology Group （RTOG）行业标准对放射性皮肤损伤进行分级，可分为：

0级　无变化；

1级　滤泡样暗红色斑，脱发，干性脱皮／出汗减少；

2级　触痛性或鲜色红斑，片状湿性脱皮／中度水肿；

3级　皮肤皱褶以外部位的融合的湿性脱皮，凹陷性水肿；

4级　溃疡，出血，坏死。

头颈部肿瘤尤其是合并颈部淋巴结转移的患者，放射性皮肤损伤多在第 15 次放疗后出现，表现为皮肤干燥、脱毛、色素沉着以及红斑等，20 次左右出现干性脱皮，伴明显瘙痒。严重者 25 次后出现湿性脱皮，甚至出现水泡和溃疡。绝大多数患者于放疗后 2 ～ 4 周可愈合。当然，也有少部分头颈部肿瘤因颈部淋巴结转移风险较低而未进行淋巴引流区放疗，故而没有放射性皮肤损伤的风险。随着放疗技术的进步及肿瘤靶区结构的优化，**经我们团队治疗的伴有颈部淋巴结转移的头颈部肿瘤患者，90% 以上仅经历 1 ～ 2 级放射性皮肤损伤，3 级放射性皮肤损伤已很少见**。

轻度放射性皮肤损伤（1 ～ 2 级）多数患者可耐受，一般不影响放射治疗的正常进行。然而，重度放射性皮肤损伤（3 ～ 4 级）可出现皮肤片状水泡、破溃及出血，从而导致颈部疼痛、局部感染甚至有引发菌血症的可能性，部分患者会因此中断放疗计划，最终可导致疗效下降。有研究发现，头颈部肿瘤克隆细胞倍增时间为 3 ～ 5 天，延迟放疗 1 周，肿瘤即可能发生 1 ～ 2 倍的倍增。放射性皮肤损伤不仅会加重医药经济负担，还给患者带来极大的痛苦，甚至导致整体状况的恶化。

针对急性放射性皮肤损伤的问题，临床放射治疗过程中，主要以预防为主，提前干预以期降低放射性皮肤损伤的程度，确保放疗计划的顺利实施。

主要预防措施：

皮肤清洁： 放射野皮肤要保持清洁，避免刺激。不宜使用肥皂、粗毛巾清洗，禁止热敷，也不宜涂祛风油、碘酒等药膏或婴儿爽身粉、玉米淀粉和化妆品等。用温水清洗并用棉料毛巾轻轻拭干即可，避免用力搓擦，尽量保持皮肤干燥。

穿衣防护： 穿着柔软、宽松的纯棉衣物，避免穿紧身和粗糙材质的衣服。纯棉衣物透气性好，能减少皮肤与衣物之间的摩擦，降低皮肤受损的风险。同时，要避免穿高领衣服，以免摩擦放射区域的皮肤。

其他防护： 避免在照射部位使用胶带和黏合剂。皮肤瘙痒时，不可抓挠，放疗开始后需每周修剪指甲。再者，避免刺激源，不要让放射区域的皮肤暴露在阳光下，外出时要做好防晒措施，可以使用遮阳伞、宽边帽子等进行物理防晒。避免使用热水袋、热毛巾等热敷放射区域，也不要在该区域涂抹化妆品、香水等刺激性物品。

主要治疗措施：

1、2 级放射性皮肤损伤，可选护理措施： 三乙醇胺乳膏＋重组人表皮生长因子外用溶液＋维生素 B_{12} 溶液。

主要依据： 三乙醇胺可刺激巨噬细胞，清除炎性分泌物，抑制机体的炎症反应。除此之外，它还具有深度水合作用，能够清洁并引流渗出物，保护皮肤。重组人表皮生长因子外用溶液和维生素 B_{12} 溶液可加速细胞代谢，促进创面上皮组织的修复。

3、4 级放射性皮肤损伤，可选护理措施： 无菌盐水清洗伤口＋局部涂抹凝胶辅料（如清得佳）＋重组人表皮生长因子外用溶液＋维生素 B_{12} 溶液。

主要依据： 当颈部出现皮肤破溃时，首先需清洗伤口，减少局部污染物。然后使用凝胶辅料，可溶解软化黑色焦痂以促进坏死组织基底部与活性组织脱落，吸收坏死组织，提供湿性愈合环境，促进伤口床新生肉芽组织生长并填充创面。重组人表皮生长因子外用溶液和维生素 B_{12} 溶液可加速细胞代谢，促进创面上皮组织的修复。

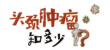

此外，国内也有研究发现，局部外喷3%注射用重组人白介素-11也可减轻急性放射性皮炎症状。

14. 放射性口腔黏膜损伤

头颈部肿瘤放射治疗相关黏膜炎是放射线引起的急性黏膜损伤。从口腔至食管任何暴露在头颈部放射线照射野内的黏膜组织均可发生黏膜损伤。按照放射性黏膜炎的严重程度可表现为红斑、水肿或糜烂、溃疡等。Radiation Therapy Oncology Group（RTOG）标准对放射性黏膜炎进行分级，可分为：

0级　无反应；

1级　黏膜充血，可有轻度疼痛，无需镇痛药物；

2级　片状黏膜炎或有炎性血清分泌物，或有中度疼痛，需镇痛药物；

3级　片状溃疡或假膜形成，疼痛严重，影响进食及睡眠，需麻醉药物；

4级　溃疡，出血，坏死。

根据放射线剂量、分割方式、肿瘤所在部位、患者营养支持治疗及护理的不同，放射性口腔黏膜炎出现的时间亦不相同。一般在2 Gy/次常规放疗的情况下，放疗后1~2周出现1级放射性黏膜炎，2周以后出现味觉改变和受照射区域黏膜充血明显加重，伴疼痛。其后出现由纤维蛋白、白细胞等渗出物形成的小片状假膜，随着假膜形成，部分患者可能疼痛较前稍有缓解，但大部分患者表现为疼痛加重，并于3周左右出现2级放射性黏膜炎，仅能进软食或半流质饮食。4~5周可出现3级以上放射性黏膜炎，伴大片假

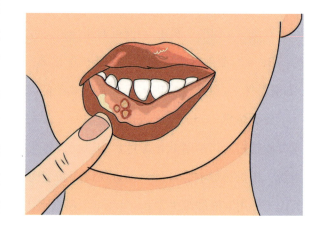

膜形成。

　　放射治疗相关黏膜炎是头颈部肿瘤患者常见的并发症，易引发疼痛、吞咽困难，严重者甚至需要肠内或肠外营养。如不及早干预，放任黏膜炎发展，容易导致患者对阿片类药物依赖甚至中断肿瘤治疗，降低患者治疗效果。

预防原则：

　　①合理的营养搭配：良好的营养对于机体抵抗感染、维持黏膜完整性、增强黏膜组织修复和减缓黏膜炎恶化至关重要。饮食指导建议少食多餐，蛋、肉、鱼与米、面制品为 1：1 搭配。少食烫、粗糙、坚硬的食物和辛辣、过咸、过酸的食物。

　　②牙科护理：每餐饭后和睡前轻柔地刷牙、牙龈和舌头，使用温和的牙膏，避免刺激口腔黏膜。刷牙时动作要轻柔，避免损伤牙龈和口腔黏膜。饭后要用温水漱口，清除食物残渣。

　　③漱口水：使用漱口水的主要目的是保持口腔卫生，预防或治疗感染，湿润口腔或止痛。建议采用清水漱口，谨慎使用生理盐水，且漱口与刷牙的时间尽量隔开。

　　④禁烟禁酒：烟酒可损害黏膜，放射治疗期间严禁吸烟喝酒。

治疗原则：

　　1、2 级放射性黏膜炎，可选：金因肽（重组人表皮生长因子）喷口腔＋漱口水（白介素 -11 和维生素 B_{12} 溶于 250 mL 无菌水中配置配方漱口水），含漱 ＞4 次／天；餐后及睡前 30 分钟用清水清洁口腔后含漱，25 mL／次，含漱＞5 分钟／次，建议吞服以缓解咽喉部黏膜炎症状，含漱后 1 小时内不宜进食和饮水，漱口水在 2～8℃温度下避光保存；出现Ⅰ度口腔黏膜炎时即黏膜出现红斑时开始用药至放疗结束或患者黏膜炎恢复正常后停药。

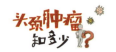

3、4 级放射性黏膜炎，除保留 1～2 级的处理措施外，还需使用利多卡因漱口水或增加全身止痛药物的使用。考虑皮下／静脉镇痛（阿片）、透皮贴剂等。

咽喉部黏膜炎的治疗效果远低于口腔黏膜炎，主要原因在于局部用药难以深入咽喉部，治疗手段有限。常用的方式为采用雾化吸入或吞服口腔黏膜保护剂。

15. 放射性唾液腺损伤

在头颈部肿瘤的放疗过程中，唾液腺受到辐射后，主要表现为腺泡细胞明显丧失，唾液流量减少较多，唾液成分明显改变。患者在接受放射治疗的 1 周内就会出现急性唾液腺分泌减少症状，减少量可达正常唾液流量的 50% 以上。在患者接受治疗的 6 个月后，会出现慢性唾液腺分泌减少症状，常表现为语言障碍，吞咽、进食困难，消化不良，还会导致牙周炎、口腔黏膜溃疡、感染等症状。易因治疗发生此类并发症的肿瘤主要有鼻咽癌、口咽、口腔癌。随着治疗后休养时间的延长，唾液腺受损会稍有恢复，部分患者的口干症状可能会得到缓解，但其目前缺乏有效的治疗措施。

我们团队最新的研究发现，经过对肿瘤的靶区优化及严格的剂量限制，可以让至少一半头颈部肿瘤（唾液腺肿瘤除外)患者在放疗后 1 年左右完全缓解口干症状，其余患者也仅仅是 1 级的口干（仅感觉有口干症状，饮食结构没有变化）。

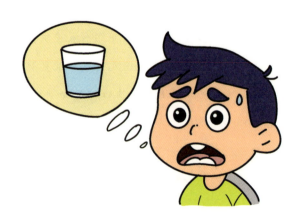

陈　源／王志强

16. 放射性鼻窦炎

当照射野包含鼻咽、鼻腔、鼻窦等部位时，其周围正常组织，尤其是副鼻窦不可避免地会受到不同程度的放射性损伤，放疗会导致鼻窦黏膜及其纤毛损伤、鼻腔通气及鼻窦引流障碍等，会导致放射性鼻窦炎的发生，放射性鼻窦炎通常表现为头痛、鼻塞、流脓涕、鼻腔异味等。易因治疗发生此类并发症的肿瘤主要有鼻腔鼻窦肿瘤、鼻咽癌等。

鼻咽癌放疗后鼻窦炎患者首先应尽可能采取保守治疗，在保守治疗无效的情况下再行手术治疗，且手术治疗时间应在放疗后半年进行。

放射性鼻窦炎常用的治疗方式：

①鼻腔冲洗：鼻腔冲洗或者鼻腔吸洗尤为重要，常用的冲洗液为 0.9% 氯化钠溶液，放疗期间开始冲洗至放疗后 1 ~ 2 年，直至放射性鼻窦炎处于静止期为止。

②药物治疗：鼻腔局部应用血管收缩剂、抗菌药物和油性滴剂滴鼻可使鼻黏膜消肿、抗感染、防止鼻腔粘连，常用的药物有呋喃西林麻黄素滴鼻剂、链霉素滴鼻剂、复方薄荷油滴鼻剂等；全身可应用免疫调节剂，提高机体抵抗力。平时还可用一些促进黏液稀化和增强纤毛活性的药物，如强力稀化黏素、氨溴索等，利于脓涕的排出。

③手术治疗：部分医生认为放射性鼻窦炎应该保守治疗 6 ~ 12 个月，无明显疗效后再考虑手术；一部分医生认为，放疗后 2 ~ 3 年再手术处理，因为这时组织水肿基本消退，病情相对稳定，是手术的较佳时间。

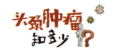

17. 放射性中耳炎

放射性中耳炎是鼻咽癌患者在放射治疗过程中产生的急性放射性反应，主要为中耳乳突腔经放射线照射后出现的无菌性放射性组织坏死。临床主要表现为耳鸣、耳内胀痛、听力衰减、外耳道有渗液流出以及头痛等方面的症状。发病会对单耳或者双耳造成一定程度的影响，会影响患者的生活质量，而且还会对放射治疗的效果产生一定的影响。因治疗易发生此类并发症的肿瘤主要有鼻腔鼻窦肿瘤、鼻咽癌等。

药物治疗，如抗生素、糖皮质激素等对鼻咽癌放疗引起的分泌性中耳炎临床疗效不佳；咽鼓管吹张和鼓膜切开治疗效果可靠，但并不能改善患者听力损伤；人工耳蜗移植适用于听力完全丧失且无法恢复的患者。

放射性中耳炎发生的严重程度取决于患者的基础听力状况、照射频率、年龄、肿瘤分期及顺铂等客观因素。可以通过改进放疗技术，限定听觉器官放疗剂量的方法尽可能减少放射性中耳炎的发生率。

王志强/王　艳

18. 放射性下颌骨坏死

放射性下颌骨坏死属于头颈部放疗后的严重并发症。目前，对于其发病机制还未完全明确和达成共识，但是放疗后拔牙及手术创伤是公认的高危因素，常以慢性坏死及感染为主要特征，临床常表现为局部红肿、疼痛、吞咽困难、开口受限、面部软组织形成窦道、咀嚼及语言障碍、死骨暴露，严重者甚至会出现病理性骨折。易因治疗发生此类并发症的肿瘤主要有口腔癌、唾液腺肿瘤。常规放疗剂量照射下，放射性下颌骨坏的发生概率很低。

19. 放射性牙龈萎缩

在头颈部放疗中，由于放射线的作用，口腔里的pH会有偏酸性的改变。整个口腔由于放射线作用会导致唾液分泌减少，pH改变以后，容易滋生细菌而引起放射性的牙龈炎和放射性龋齿，这就会导致牙龈萎缩。患者在接受放疗后要注意个人的口腔卫生，保持口腔干净，减少细菌的滋生。易因治疗发生此类并发症的肿瘤主要有上颌窦癌、鼻咽癌、口腔癌、唾液腺肿瘤。

若放疗后发生牙龈萎缩，请及时到颌面外科或者口腔科就诊。

20. 放射性喉损伤

放射性喉腔损伤的严重程度随照射面积及照射剂量的增加而加重。主要表现为声音嘶哑、咽下疼痛等。放射性喉损伤多见于下咽癌、喉癌、食管癌等。

对于治疗前已经出现声音嘶哑的患者，在放疗开始的 2～3 周内，肿瘤的退缩可能会带来一定程度的声音改善。然而，随着放疗引起的急性反应的出现，声音嘶哑可能会复发或加重。大约在放疗结束后的 1 个月，随着急性放射治疗反应的缓解，声音嘶哑开始恢复，并通常在 2～3 个月内达到一个相对稳定的发音状态。在治疗期间，如果过度使用声带或继续吸烟，会显著加剧急性放射治疗的反应。在治疗期间注意避免这些情况，并考虑定期进行雾化吸入治疗，必要时配合使用抗炎、消肿和激素类药物，可以有效地减轻急性反应。

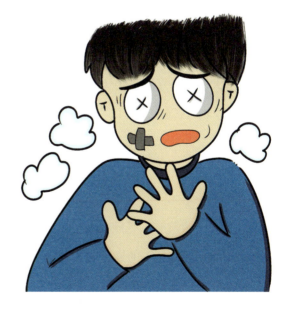

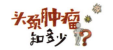

放射治疗后喉水肿可大致可分为以下3种情况：

①放疗后1个月水肿减轻，喉部检查及声带活动均正常，无须特殊检查或治疗，只需每月检查一次喉部即可。

②放疗3个月后再次出现的喉水肿，如用抗生素治疗后消失，提示水肿可能为非肿瘤因素所致，可暂时排除肿瘤残存或复发。

③放疗后3个月水肿仍持续存在或加重，经用抗生素治疗后不消失，喉部肿胀或伴有声带固定，提示存在肿瘤。

21. 放射性气管损伤

在气管受照射剂量达到30 Gy以上，部分患者会出现刺激性干咳。这是由于放射线对生物体产生的电离作用，损伤和破坏了正常组织。易因治疗发生此类并发症的肿瘤主要有喉癌、下咽癌。

放疗导致的气管造瘘口狭窄常发生于全喉或近全喉切除术后，主要因为造瘘时气管黏膜与颈部皮肤吻合不严或吻合处张力过大，引起瘢痕生长，术后环行瘢痕收缩。为了预防早期肉芽组织导致的狭窄，可以使用激素治疗以避免后续瘢痕的形成，待肉芽消退后可以尝试拔除气管套管。或者采用逐渐增加喉管直径的方法，但去除喉管后，气管狭窄大概率会复发。此外，还可采用手术扩大造瘘口的方法，如通过放置喉支架或使用喉模进行扩张。

22. 放射性食管损伤

在食管（或气管）受照射剂量达到30 Gy以上，部分患者会出现刺激性干咳。这是因为食管（或气管）的鳞状上皮对放射性物质较为敏感，使其在放射治疗过程中容易遭受放射线的损伤。放射性食管和气管损伤通常在放疗后1周或数周内显现，一般症状较轻。严重者可出现胸部剧痛、发热、呛咳、呼吸困难、呕吐、呕血等。易因治疗发生此类并发症的肿瘤主要有喉癌、下咽癌、甲状腺肿瘤。

放射性食管损伤后可导致进食困难，轻度损伤建议吃流食，中度以上损伤建议留置鼻饲管（一般而言，放疗结束后 1 ~ 2 周便可拔出胃管，经口进食），以防进食加重食道黏膜损伤导致更严重的并发症。

李　焱 / 王志强

23. 放射性肺损伤

放射性肺损伤是胸部恶性肿瘤放疗中常见的并发症。在胸部恶性肿瘤的放射治疗中，如肺癌、乳腺癌、食管癌，由于放射线会对癌症细胞和正常细胞同时造成杀伤，所以在放射野内的肺组织会受到损伤，放射性肺损伤的程度取决于放射剂量、放射范围。其症状主要为干咳、少痰、吞咽困难、胸闷、胸痛，严重者呼吸困难、低热。在头颈部肿瘤中极少发生放射性肺炎。

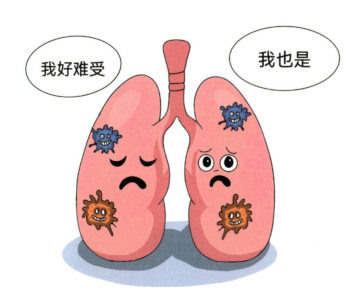

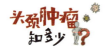

放射性肺损伤的分级及处理

RTOG 分级	描述	I 级推荐（首选）	II 级推荐（次选）
0 级	无异常	嘱患者注意个人起居卫生，勿感冒	
1 级	轻度干咳或活动时呼吸困难	观察，嘱患者注意个人起居卫生，勿感冒	
2 级	持续咳嗽需要麻醉性镇咳药；轻度活动时呼吸困难，但无静息时呼吸困难	无发热，密切观察（可考虑对症治疗＋抗生素）；有发热，CT 上有急性渗出性改变者或有中性粒细胞比例升高，对症治疗＋抗生素（可考虑糖皮质激素）	酌情痰检排除病原体感染，定期进行自我症状监测，复查血氧饱和度和复诊，跟踪症状变化、胸部体检，重复血氧饱和度及胸部 CT

24. 放射性颈部纤维化

在头颈部肿瘤的放射治疗中，放射野常常涉及颈部区域。在放射线的照射下，颈部皮肤和皮下组织会发生纤维化现象。这种纤维化是由于辐射引起的局部组织损伤和炎症反应，导致胶原蛋白的过度生成，从而引发皮肤紧绷和肌肉纤维化等症状。主要表现包括颈部皮肤紧绷（皮肤张力增加，触摸时感觉硬实）、粘连性瘢痕（局部皮肤与周围组织发生粘连）、呼吸和吞咽困难（当放射线作用于咽喉部时，会引起局部黏膜水肿、充血，影响正常呼吸和吞咽功能）和活动受限（颈部肌肉和韧带纤维化还会导致活动范围减少，患者可能感到颈部僵硬、转颈困难）等。

针对放疗后颈部纤维化，治疗方法主要包括物理疗法、药物治疗和手术治疗。物理疗法如按摩、针灸、功能锻炼等，能够促进局部血液循环，缓解肌肉紧张和痉挛；药物治疗则包括非甾体抗炎药、肌肉松弛剂等，能够减轻炎症和疼痛；若纤维化症状严重，影响生活质量，可考虑手术治疗，如切除粘连性瘢痕或进行肌肉松解。

放疗后颈部纤维化的患者，在日常生活中应注意以下几点：避免长时间保持同一姿势，尤其是久坐或低头玩手机等行为；定期进行颈部放松和强化运动，如旋转头部、前屈后仰等，以缓解肌肉紧张和纤维化。

总之，放疗所致颈部纤维化是头颈部肿瘤放疗后不容忽视的并发症，但通过合理的治疗方法、生活护理与调整、饮食建议与禁忌、心态调整以及病情监测与复查等措施，可有效缓解纤维化症状。

25. 放射性脑损伤

放射性脑损伤是头颈部肿瘤放疗中严重的并发症，是由于在放射线影响下，中枢神经系统受到损伤。根据出现时间分为急性期、早期延迟反应期、晚期延迟反应期。

急性期症状：常发生于放疗过程中或是照射后数天至 1 个月，多数在照射初期表现为头痛、恶心、呕吐、记忆力障碍等。

早期延迟反应期：常发生于照射后 1 ~ 6 个月，表现为嗜睡、恶心、呕吐、易怒、记忆力减退等。

晚期延迟反应期：出现在照射结束 6 个月后，是放射性脑损伤最常见的临床类型，临床表现包括头痛、认知功能障碍、癫痫发作、神经功能障碍，严重者还可引起脑疝，患者出现意识水平下降、昏迷甚至死亡。易因治疗发生此类并发症的肿瘤主要有脑肿瘤和颅底肿瘤。

26. 放射性脊髓损伤

放射性脊髓损伤又称放射性脊髓病变或放射性脊髓炎，是放射治疗后并发的一种少见而严重的并发症。当脊柱或其周边组织及器官发生恶性变化或转移性肿瘤，且需要进行放射治疗时，如果放射线的照射范围波及脊髓，可能引起脊髓的晚发性损害，导致脊髓缺血、水肿、萎缩，神经元发生变性、坏死。早期主要表现为感觉异常，可出现颈肩部疼痛、运动障碍。晚期出现括约肌功能障碍，严重影响患者生存质量。

医生及物理技术人员会对放疗计划中脊髓受照射剂量做严格的限制，放射性脊髓损伤极少发生。但在多程放疗后，如果脊髓受照射剂量累计超标，其发生率往往成倍增加。

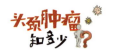

27. 放射性视神经损伤

放射性视网膜病变一般发生在治疗后 18 个月至 5 年内。小于 45 Gy 的照射剂量很少发生放射性视网膜病变，但照射剂量在 45 ～ 55 Gy 时发生率增加到约 50%。视神经病变通常发生在放疗 2 ～ 5 年后，也有报道发生在放疗 10 年后。照射剂量在 50 ～ 60 Gy 时视神经病变发生率＜ 5%，但剂量达到 60 ～ 78 Gy 后发生率达 30% 左右。易因治疗发生此类并发症的肿瘤主要有鼻窦肿瘤、鼻咽癌等突入或侵及眼眶。

28. 放射性脑干损伤

放射性脑干损伤极为罕见，概率仅为 0.1% ～ 0.5%。然而脑干区域被视为生命中枢，一旦出现损伤可危及生命。放射性脑干损伤的患者通常会表现出两类主要症状：颅神经受损和传导束受损。颅神经受损的症状包括吞咽困难、饮水时呛咳、言语障碍、舌头伸出时歪斜以及舌肌萎缩等；此外，展神经受损可能导致复视，听神经受损则可能引起听力下降。传导束受损的症状表现为肢体无力、偏瘫、痛觉和温度感觉减退或丧失，而延髓的脊髓小脑束受损则可能导致步态异常和行走不稳等症状。脑干出现放射性损伤时症状严重程度不一，部分患者可以通过早期治疗缓解症状、缩小病灶，重度者缺乏特效治疗，效果不佳。

29. 放射性骨髓抑制

人体的造血系统对射线高度敏感，患者在进行放射治疗过程中，放射线会对造血干细胞造成损伤，使其不能够完成正常的分裂、增殖。正常局部放疗是不会导致严重的放射性骨髓抑制的（全脑全脊髓放疗、脊髓骨盆多部位照射除外），一般无须处理。

30. 放射线所到之地，是不是 "玉石俱焚"

有些患者对放射治疗有顾虑，听到许多传言 "放疗对身体机能损伤严重，肿瘤被杀了，人也活不久了"。事实上，放射治疗在精确控制剂量和定位的情况下，可以最大限度地减少对正常组织的损伤。可能有一些晚期肿瘤患者行姑息性放疗后，不久后人就去世了，这是疾病本身导致的，而不是放疗加速了死亡。

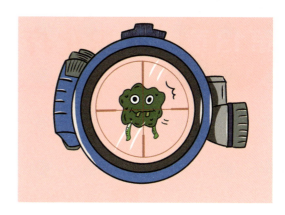

不分敌我地扔炸弹，已经是过去了，现代放疗技术，如三维适形放疗（3D-CRT）和调强放疗（IMRT），通过精确的剂量分布、精准制导，杀伤肿瘤的同时能够有效地保护周围健康组织。因此，放疗并非 "玉石俱焚"，而是一种可以精确打击肿瘤、保护正常组织的治疗方式。

陈 源 / 王志强

第13章 认识化疗

1. 恶性肿瘤为什么要化疗

化疗是一种全身性治疗方法，利用化学药物杀灭癌细胞。然而，在国内存在着许多关于化疗的谣言，例如"化疗加速死亡""化疗毒性太大""化疗毫无效果""化疗即毒药"……实际上，与这些传闻相反，化疗是恶性肿瘤治疗的基石。化疗、放疗及手术统称为癌症治疗的三大治疗手段，也称"癌症治疗的三板斧"。

恶性肿瘤患者为什么要接受化疗呢？主要原因有以下几方面：

恶性肿瘤具有高度侵袭性，其发生和发展过程中，肿瘤不仅可以从局部出发沿着组织间隙向周围组织或器官深处"蟹爪"式浸润扩大地盘，还能像"间谍"一样脱离原发部位，在机体其他组织或器官内形成转移灶。在未形成转移结节之前，患者常无任何临床表现，并且即使通过X线、CT、B超等常规检查方法以及常规病理学检查也很难发现。此时将其称为微小转移灶或亚临床灶，在适宜环境下，微小转移灶获得新生血管支持并逐步发展成为一个个临床病变，产生症状才能被检测出来。

一旦肿瘤发生转移，意味着它已超越了初始的生长区域，并有可能进一步发展成为全身性转移肿瘤。这标志着患者已进入疾病的晚期阶段，生存期也随之缩短。因此，转移是恶性肿瘤的重要标志和主要死因之一。手术和放射治疗属于局部治疗方法，在处理肿瘤转移方面存在局限性；相比之下，化学治疗作为一种全身性治疗方法，是对抗全身亚临床微小转移灶的有效武器。许多接受手术的患者，为了预防复发和转移，清除手术后可能残留的癌细胞，也需要接受巩固性的化疗。

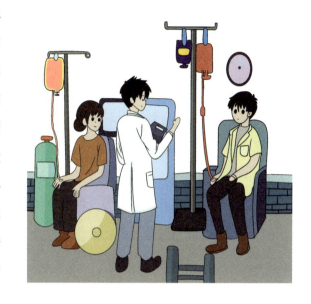

2. 根治性化疗与姑息性化疗

以是否根治肿瘤为治疗目的，可将化疗分为根治性化疗和姑息性化疗。

（1）根治性化疗旨在彻底消灭所有肿瘤细胞，即实现所谓的完全杀灭

一个体细胞恶变为恶性细胞后，细胞分裂，增殖，经 30 次倍增，需数月至数年（视细胞倍增时间而定），细胞数达 10^9 可形成 1 cm 大的肿块，达到临床可诊断肿瘤病灶的程度。若不进行治疗，再经数十次倍增，细胞数达 10^{12}（肿瘤达 1 kg 以上）时，患者往往可以致死。若经有效治疗，肿瘤细胞被杀灭 99.9%（5 个对数杀灭），体内仍残存 10^4 肿瘤细胞，此时患者已处于临床完全缓解（CR）阶段。如停止治疗，体内有残留的恶性细胞，经若干次的增殖，肿瘤细胞超过 10^9，达到临床复发。因此，有效的根治性化疗应包括诱导缓解化疗阶段以及缓解后的巩固和强化治疗阶段。

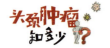

诱导缓解化疗阶段：

使肿瘤细胞数降至 10^4 以下，取得疗效，以达到临床完全缓解。

缓解后的巩固与强化治疗阶段：

在完全缓解之后，需要进行巩固与强化治疗以继续杀灭肿瘤细胞，直至彻底消除所有癌细胞并实现真正的治愈。然而，经过多次化疗后，肿瘤细胞往往会产生抗药性，从而降低了治疗敏感性。因此，在巩固与强化期间进行有效的治疗变得更加困难，并且可能需要使用新的、与原诱导方案无交叉抗药性的、有效的治疗方案来取得真正的治愈效果。此外，也有学者认为，在根治性治疗大量杀灭肿瘤细胞后，最后残存的少量恶性细胞，也有可能通过生物治疗或自身免疫机制被彻底清除而获治愈。因此，在达到完全缓解（CR）状态之后进行巩固强化治疗，并结合免疫增强剂可能是提高癌症患者治愈率和预防复发最为有效和可行的方法之一。

（2）姑息性化疗的主要目的是延长生命、减轻患者痛苦，提高生活质量

部分晚期恶性肿瘤患者已经历数十疗程的化疗，患者身体状况较差，化疗耐受性也较低，且存在广泛转移，以现有的医学水平很难达到治愈，对于这类患者可选择姑息性化疗。因此，姑息性化疗过程中不必过分强调治疗的根治性，避免治疗过度。化疗药物的选择应以有一定疗效且不良反应小的药物为主。

③ 常见化疗策略

根据化疗与手术及放疗的时序关系，我们将化疗分为 3 种形式：新辅助化疗、同步放化疗和辅助化疗。

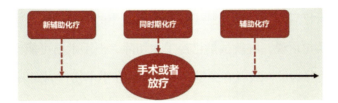

（1）新辅助化疗

新辅助化疗又叫诱导化疗或术前化疗，是指在恶性肿瘤实施手术或者放疗等局部治疗前应用的全身性化疗。新辅助化疗目的主要有两个方面：一方面，全身药物治疗可进一步控制原发部位的临床病灶，使肿块缩小，提高手术的根治性切除率；另一方面，全身药物治疗可最大限度地控制已经向远处播散的亚临床病灶，降低患者的远处转移率。换言之，就是通过先做化疗使肿瘤组织缩小便于手术切除，或者使部分失去手术机会的肿块缩小后再获得手术机会的治疗方法。

新辅助化疗主要是用于某些中期或局部晚期肿瘤患者。对于早期恶性肿瘤患者，通常可以通过局部治疗方案如手术等治疗手段治愈，并不需要做新辅助化疗；对于多器官远处转移的晚期肿瘤患者，由于失去了根治肿瘤的机会，通常也不采用新辅助化疗的方法；对于寡转移的患者，在全身肿瘤控制良好的情况下，也可加用局部治疗。

（2）同步放化疗

同步放化疗就是在放疗的同时，给予患者口服或静脉的化疗药物。其主要目的在于用小剂量化疗药物加强放射治疗的效果，故而化疗强度不宜过强，以免影响患者放疗计划的实施。同步放化疗包括非手术患者同步放化疗、术前同步放化疗、术后同步放化疗。国内外的研究数据证实，在头颈肿瘤治疗中，同步放化疗比单纯放疗的疗效更优。同步放化疗目前几乎是头颈部恶性肿瘤的标准治疗模式。

（3）辅助化疗

辅助化疗一般指的是在局部治疗（如手术、放疗、介入治疗）后的辅助化疗。其

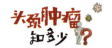

目的是减灭局部治疗后残余的潜在肿瘤细胞以及微小的转移病灶，减少肿瘤复发和远处转移的机会。换句话说，肿块虽然已经手术切除，但手术前可能已经发生临床影像检测不到的潜在转移病灶，或者有少量癌细胞脱落在手术伤口周围引起局部种植转移，通过化疗杀灭这些残余的癌细胞，以达到预防癌症复发和转移的目的。辅助化疗采用全身化疗较为常见，局部化疗也有应用。

辅助化疗在术后第三周进行（不宜超过1个月），辅助化疗不是根治性化疗，化疗强度适中即可，不宜过强，多主张4～6个周期的化疗。

除以上3种化疗形式外，还有研究性化疗。研究性化疗为标准化疗方案失败的晚期肿瘤患者提供了新的希望。通过参与探索性新药或新方案的临床试验，患者仍有机会延长生存期，并为新疗法的进一步应用贡献重要的循证医学证据。必须指出的是，研究性化疗应当具备明确的研究目标、周密的试验设计、详尽的观察与评估方法，并严格遵守医学伦理学原则。

4. 肿瘤切干净了，为何还要化疗

对于极早期的一部分肿瘤，外科手术等局部治疗手段可以完全根除肿瘤。外科医生只能切除肉眼可见的肿瘤，对于早期无转移且易切除的病变，标准的外科手术后一般不需要放化疗。然而，在位于难以完整切除或已发生转移的情况下，手术可以消灭大多数甚至主要癌灶，但对零散癌细胞则束手无策。恶性肿瘤细胞具有顽强的生命力，只要有微量肿瘤细胞残余便会进展为转移灶，可谓是"星星之火，可以燎原"。因此，对于某些患者来说，肿瘤术后放疗或化疗是非常有必要的，通过放疗或化疗，可有效地减少恶性肿瘤的复发或转移的概率。

周禧龙 / 王志强

5. 哪些患者及肿瘤不推荐化疗

化疗药物并非百利而无害。化疗药物的不良反应通常是让人望而生畏的。一位患者是否需要或者使用化疗，需要临床医生对患者进行充分的身体评估和完善的检查。

主要评估点有以下几方面：

第一，早期头颈癌症患者。早期病灶由于病变较小，发现较早，肿瘤出现区域及远处转移概率极低，原则上术后一般是不采取化疗的。

第二，对化疗不敏感或已发展出多药耐药性的恶性肿瘤患者。首先，如果恶性肿瘤患者本身对化疗药物反应不佳，强行使用化疗很可能会无济于事，反而耽误治疗时机，加重病情；其次，若患者经过多次化疗尝试或更换了多种化疗方案后仍然无效，这表明恶性肿瘤可能已经产生了耐药性，此时继续化疗已失去其治疗价值。

第三，身体状况较差的患者。主要见于高龄或者身体状态较差（PS评分＞2分）的患者。这类患者化疗获益有限，甚至有可能最终会因为化疗的严重并发症而死亡。

最后，请各位患者遵从医生建议，正规诊治，不要道听途说，听信迷信，否则延误最佳诊疗时机，甚至断送生命。

PS评分全称是"Performance Status"，PS评分即体力状况评分，分为5级，是反映肿瘤患者生存质量的。

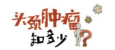

> 0 级　活动能力完全正常，与起病前活动能力无任何差异；
>
> 1 级　能自由走动及从事轻体力活动，包括一般家务或办公室工作，但不能从事较重的体力活动；
>
> 2 级　能自由走动及生活自理，但已丧失工作能力，日间不少于一半时间可以起床活动；
>
> 3 级　生活仅能部分自理，日间一半以上时间卧床或坐轮椅；
>
> 4 级　卧床不起，生活不能自理；
>
> 5 级　死亡。

6. 化疗前的准备工作

①请患者调节好心理状态，配合治疗。不良情绪会增加化疗毒副反应，影响化疗顺利完成。

②戒掉烟酒。烟酒会加重不良反应的程度。

③化疗前及化疗过程中需要完善各项检查，包括血常规，肝、肾功能等。主要原因为：a.化疗可能引发骨髓抑制，表现为白细胞数量下降，易发生感染，甚至危及生命。b.血小板下降，造成凝血功能异常，出血风险增高，一旦内脏出血，抢救一般无效。c.红细胞下降，造成贫血、全身乏力。d.药物经肝、肾代谢，有可能导致肝、肾功能异常，若不及时处理，可导致肝肾衰竭。

④为防止化疗药物渗漏，减少化疗药物对血管的损害（栓塞性静脉炎、局部组织坏死），化疗前建议患者选择合适的深静脉置管途径，如输液港，PICC，CVC。

7. 细胞增殖周期及化疗的组合形式

细胞增殖周期指的是由亲代细胞分裂结束到子代细胞分裂结束所经历的过程。正常的细胞增殖周期可分为 4 个阶段。

　　G1 期　即DNA合成前期，指从有丝分裂完成到DNA合成之前的间歇时间。这一时期主要合成RNA和核糖体。

　　S期　即DNA合成期，指DNA完成合成倍增与复制的时期。这一时期主要合成DNA、蛋白和酶。

　　G2 期　即DNA合成后期，指DNA复制完成到再次有丝分裂开始之前的一段时期。这一时期主要合成RNA和微管蛋白，是有丝分裂的准备期。

　　M期　即有丝分裂期，细胞经过有丝分裂产生遗传性与母细胞完全相同的两个子细胞。

　　除了上述阶段，还有一些细胞处于G0 期，即静止期。这一时期的细胞长期处于静止的状态。

　　根据作用于细胞周期时相的不同，化疗药物可分为两类：一类是周期特异性药物，指对处于细胞分裂周期中某一特定时相的肿瘤细胞产生杀伤作用的化疗药物，代表性药物有 5-氟尿嘧啶、紫杉醇、吉西他滨等；另一类是细胞周期非特异性药物，指作用于细胞分裂周期中任一时相的肿瘤细胞都有杀伤作用的化疗药物，代表性药物有铂类、环磷酰胺、阿霉素等。

　　根据细胞周期动力学，一般而言，仅有部分细胞处于活跃增殖状态，其余细胞处于相对静止的非增殖状态。因此，如果将作用于不同时相的化疗药物联合，则可以一次性杀灭大量肿瘤细胞，同时促进G0 期的细胞进入细胞周期，从而提高化疗敏感性，增强治疗效果。设计联合化疗方案时需注意以下原则：①应选择单用具有抗肿瘤活性的药物。②每一种药物应具有不同的作用机制。③应选择作用于不同细胞周期时相应的药物。④避免选择毒性作用有重叠的药物。⑤避免选择耐药机制类似的药物。

　　以上就是我们选择根治性化疗时往往都是多药联合使用的原因，单药化疗难达到根治肿瘤的目的。头颈部肿瘤常用的化疗方案主要有：①"氟尿嘧啶+铂类"。②"紫杉类+铂类"。③"紫杉类+氟尿嘧啶+铂类"。④"吉西他滨+铂类"等。化疗相关毒性反应的预防及治疗可参考后续章节。

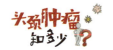

8. 化疗为什么要做静脉置管

化疗埋管是为了减轻化疗药物对外周血管刺激，以及化疗期间化疗药物外渗引起的周围组织坏死。

化疗药物是一种细胞毒性药物，通过外周静脉输注至全身各个组织器官，不仅具备杀伤肿瘤细胞的作用，还可引发血管内上皮细胞的坏死。然而，手臂浅静脉较为纤细且血液流速缓慢，在反复使用化疗药物时，需要多次进行静脉穿刺操作，这有可能导致机械性静脉炎的发生。此外，高浓度的化疗药物也可诱发化学性静脉炎，并给患者带来显著的痛苦。例如，手臂浅静脉炎可能导致局部皮肤出现沿着静脉走行的条索样硬结，并伴有红肿、剧痛、阵发性灼热感以及色素沉积等表现，这些征象通常持续数周或几个月之久。因此，在临床应用化疗药物时必须对患者的静脉进行有效保护处理。

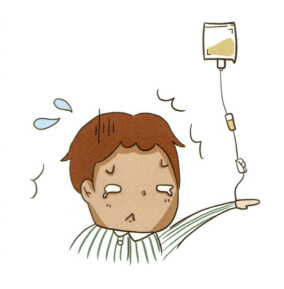

常用的方法就是各种类型的深静脉置管术，由于深静脉管腔大、血流快，化疗药物注入后可迅速被稀释，可有效减少药物对外周血管内膜的刺激，减少对血管的损伤，有利于化疗的顺利进行，进而更有效治疗肿瘤，减轻患者的不良反应，获得更高的生活质量。

化疗埋管以后仍需要定期到医院进行规范消毒和更换敷料，以免堵管以及穿刺部位的感染。

杨　梦／王志强

9. 化疗的周期及疗程

（1）周期

从使用化疗药物第 1 天算起，一般 21 天或 28 天为一个周期。第 1 天化疗，第 2 天到第 21 天或第 28 天休息，头颈部肿瘤多采用 21 天为一个周期的化疗方案。除此以外，还有周疗的方案，头颈部肿瘤比较少用。

（2）疗程

一般连续化疗 4 ~ 6 个周期，每 2 ~ 3 个周期评价疗效，目的在于及时评估化疗药物对疾病是否有帮助，以防无效而延误病情。具体实施 4 个周期好还是 6 个周期好呢？基于目前现有的医学资料，多数化疗药物的剂量与对肿瘤细胞的杀伤效应是呈线性关系，也就是说一定量的抗癌药物杀灭一定比例而非固定数量的恶性细胞。这意味着每次化疗只能杀伤一定比例而不是相同数量的肿瘤细胞，需要多疗程才可能杀灭肿瘤细胞。假设在开始化疗时的肿瘤细胞数目为 10^{10}，如果每一疗程的化疗可杀灭 99.9% 的肿瘤细胞，在化疗间隙肿瘤细胞可生长一个对数级，约需要 5 个疗程的化疗才能除去最后一个肿瘤细胞。这一假设是在肿瘤细胞对化疗药物敏感，不存在细胞耐药的理想情况下。在临床实际中绝大多数肿瘤中均包含部分处于不增殖的肿瘤细胞，因此需要多个疗程的化疗方可根治。

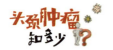

10. 化疗禁用的情况

并非每一位肿瘤患者都适合化疗。不适合化疗的肿瘤患者如下：

绝对禁忌证（不可化疗）：

◆疾病终末期（预计患者生存时间很短）。

◆孕期（前3个月），除非中断妊娠。

◆脓毒血症，指由感染引起的全身炎症反应综合征，临床上证实有细菌存在或有高度可疑感染灶。

◆昏迷。

相对禁忌证（化疗可能引起患者严重的并发症，需要医生根据病情判断是否有必要用药）：

◆一般情况差、年老体弱者，无法耐受化疗者，PS评分＞2分或者KPS评分＜70分者。

◆严重贫血；白细胞和血小板低于正常范围到一定标准。

◆肝、肾功能异常者。

◆严重心血管功能障碍如心力衰竭、心肌梗死，肺功能极差等肺功能障碍者。

◆大面积放疗、以往做过多疗程化疗产生耐药且经过更换化疗方案仍无效者、骨髓转移、严重感染、肾上腺功能不全、有严重并发症等慎用或不用化疗。

◆早期癌症已经成功手术切除的病例一般不需要化疗。

◆婴幼儿。

11. 化疗的不良反应大吗

化疗是癌症的一种治疗方式，主要是通过化疗把身体当中的癌细胞杀死，在这个过程当中，还会"不分敌我"地杀灭体内的正常细胞。患者不仅需要承受疾病的痛苦，还会承受着一些治疗的副作用。许多患者谈之色变，特别抗拒，认为化疗副作用非常大，甚至会加速患者死亡。这种说法是不完全正确的。化疗不良反应的大小与药物种类、方案强度（两药联合、三药联合等）、化疗剂量、有无预处理等有关联，并不能一概而论。

首先，恶性肿瘤本身就是比较难以治愈的一种疾病，在整个治疗过程中，要耗费许多的金钱和精力。部分恶性程度较高的肿瘤，可能在短时间内就会出现病情加重的情况，甚至会引发各种各样的不良症状，如果没有及时治疗，有可能会导致患者短时间内死亡。

化疗作为治疗癌症的重要手段之一。对于化疗敏感的肿瘤，化疗之后病情会很快得到好转，这种情况下只会延长患者的生存时间，并非化疗会让人死得更快。然而，在患者身体极度虚弱或肿瘤对化疗不敏感的情况下，化疗不仅会延误病情，甚至会让患者的免疫系统不断地崩溃。因此，医生需要在治好肿瘤和维持患者基本生命之间不断权衡。

尽管化疗药不完美，不良反应也严重限制了它的使用，但它不是简单的毒药。肿瘤患者和家属面对化疗，要理性对待，不要过度恐惧，应尽量了解各种化疗药的优点和缺点。面对副作用，患者要坚强面对，为生命留出更多的时间和机会，并根据自己的身体状况、经济情况和治疗目标，配合医生来做出理性的选择。

常济邻／王志强

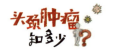

⑫. 化疗常见的毒副反应

众所周知，肿瘤细胞的一个重要特征就是活跃的分裂，不受控制的增长，对正常组织的破坏、复发和转移都以此为基础。现有的化疗药物主要作用于细胞分裂的各个环节，在破坏细胞分裂的过程中，造成细胞损伤。然而，绝大多数化疗药物在抑制或杀伤肿瘤细胞的同时，也会对机体的正常细胞产生毒害作用，尤其是同样分裂活跃的骨髓造血细胞和胃肠道黏膜上皮细胞。简单来说，就是化疗药物无法清楚分辨需要清除的癌细胞和需要保护的正常细胞。因此，毒副作用几乎不可避免，有可能在用药后立即出现，也有可能在化疗数天或数周后出现。

主要不良反应有：

消化道反应：主要表现为食欲下降、恶心、呕吐、腹痛、腹泻等。

局部刺激：静脉炎、静脉栓塞，如药物不慎漏至皮下可引起局部组织坏死。

骨髓抑制：大多数化疗药往往首先引起白细胞降低，然后血小板降低，严重时血红蛋白亦降低。

皮肤黏膜的毒性：可引起皮肤干燥、皮疹、色素沉着、皮硬、口腔黏膜溃疡、脱发。

对内脏器官的损害：肺纤维化，肾脏、肝脏、心脏等不同程度的损伤。

其他毒副作用：过敏、发热等。

13. 皮肤及其附属器官毒性与防护

脱发：

　　脱发是化疗引起的常见的毒性反应。毛发脱落主要发生于头皮，头发变得稀疏而无光泽或片状脱落，严重时可全部脱落。睫毛、眉毛、胡须很少发生脱落。引起明显脱发的化疗药物是紫杉醇类。当患者使用紫杉醇的剂量超过 200 mg/m^2 时，脱发的发生率为 100%。脱发的发生率与紫杉醇类药物血药浓度有关，绝大多数的脱发是暂时性脱发，患者停药后 1 ~ 2 个月一般可恢复，化疗后 3 ~ 10 个月可再次长出新发。但多西紫杉醇存在永久性脱发的风险。目前缺乏行之有效的预防脱发的方法。

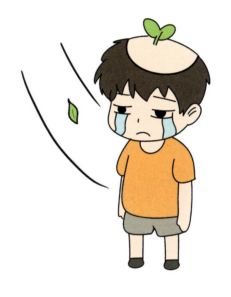

皮肤毒副反应：

　　化疗引起的皮肤毒副反应变异很大，主要有：①皮肤色素变化：黑色素细胞对许多化疗药物敏感，口腔黏膜和指、趾甲是色素沉着的好发部位。常见于氟尿嘧啶类药物。②变态反应：化疗药物可引起荨麻疹和血管性水肿等，常发生于第一疗程期间。

临床处理措施：

　　（1）皮疹少、无自觉症状者，仅予以观察，不必用药。

　　（2）皮疹较多、瘙痒明显者，可选用下述方案治疗。

　　①抗组胺药：可口服 H$_1$ 受体拮抗剂，如氯雷他定、苯海拉明等。

　　②非特异性脱敏药物：10% 葡萄糖酸钙 10 mL 静脉注射，联用维生素 C 静

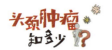

脉滴注。

③糖皮质激素：可缓解瘙痒、阻止皮疹发展和促进皮疹消退。

（3）当皮疹广泛或伴有全身中毒症状及内脏受累时，如重症多形性红斑、剥脱性皮炎等，应及早、足量使用糖皮质激素、抗组胺药和非特异性脱敏药物，注意维持水、电解质平衡。

14. 胃肠道毒性与防控

（1）黏膜炎

临床主要表现为口唇、颊、腭部黏膜出现水肿、红斑、溃疡等，造成进食困难、疼痛，以至放射治疗中断，常见于使用 5-Fu 方案治疗的患者。应及早给予对症支持疗法，可使用口腔黏膜保护剂和漱口水预防，严重者需联用抗生素、止痛药，并考虑使用全胃肠外营养等。

（2）恶心、呕吐

恶心、呕吐是肿瘤患者接受化疗后常见的不良反应，尤其在含有顺铂的化疗方案中，发生率几乎达到100%。恶心、呕吐多为自限性，很少危及生命。但若不及时处理，不良反应持续时间长、反应重，可引起脱水、食欲不振、营养不良及电解质紊乱。预防性用药是控制恶心、呕吐的关键，及时、适当地应用止吐药可减轻患者痛苦，改

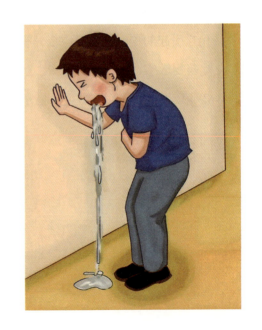

善生活质量并保证化疗的顺利进行。

对高度致吐性抗癌药的处理方案：

对这类患者主要以 5-HT3 拮抗剂（如昂丹司琼、格拉司琼、托烷司琼、多拉司琼等）合用地塞米松和神经激肽（NK1）受体拮抗剂来防治。常用且有效的方案有昂丹司琼或者格拉司琼加地塞米松静注，并联合应用阿瑞匹坦（NK1 受体拮抗剂）或福沙匹坦，如仍不能控制者加用地西泮，每 4 小时 1 次。

对中度致吐性抗癌药的处理方案：

一般可选用 5-HT3 拮抗剂联合地塞米松来预防。具体方案为：司琼类＋地塞米松静注。

对轻度致吐性抗癌药的处理方案：

任一单一止吐药物均可。如果此方案无效，改为联合用药方案。

除此之外，许多患者还关心恶心、呕吐持续时间的问题。这个问题因人而异，少数患者在化疗期间可能不会经历恶心和呕吐，或者症状较轻微；而使用高度致吐性抗癌药物的患者，在采用三联或五联止吐治疗方案的情况下，大多数人的症状也可在 1 周内得到缓解，第 2 周可能会有轻微的恶心感，而到了第 3 周，他们通常能够恢复正常。

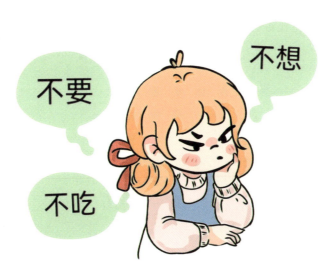

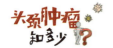

（3）腹泻

抗肿瘤药物在使用过程中，除了对增殖快的肿瘤细胞有杀伤或抑制作用，对一些增殖迅速的正常生发组织（胃肠道上皮）亦有毒害。抗肿瘤药物可导致食欲不振、腹痛、腹泻，甚至是胃肠道出血等，其中腹泻是最常见的不良反应。若出现腹泻症状，一般可采用蒙脱石散 1 ~ 2 袋，每日 3 次，或者连用洛哌丁胺 1 ~ 2 粒，总量不超过每天 8 粒，并注意维持水、电解质平衡。

在头颈部肿瘤治疗过程中，腹泻的发生率是很低的，主要原因在于常见的化疗方案极少有高致腹泻的药物。相反的是，因抗恶心、呕吐药物的长期使用，绝大多数患者会出现便秘。若出现便秘，建议食疗，若有必要可口服乳果糖、番泻叶等通便药物。

15. 血液学毒性与防控

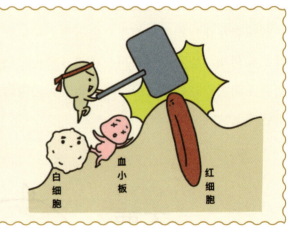

化疗后骨髓抑制主要表现在红细胞、血小板及白细胞等数量降低，多为剂量限制性毒性，停药后大部分患者能恢复。但也有少部分患者会发生血细胞减少危象，化疗前后应及时复查血象。

白细胞　血小板　红细胞

白细胞降低：

白细胞降低会使人体的免疫功能下降，容易患呼吸道感染、肠道感染、泌尿系统感染等多种感染性疾病，并可导致身体出现乏力、高烧、全身不适、食欲不振等多种不适症状。

红细胞及血红蛋白降低：

红细胞下降可导致贫血。贫血的出现一般比较缓慢，且往往在多个疗程后才出现，明显贫血时患者可出现乏力、头晕等症状。

血小板降低：

血小板降低可导致患者伴有出血倾向，皮肤出现瘀点瘀斑、鼻出血、牙龈出血等，严重的血小板降低甚至会危及患者的生命，出现中枢神经系统出血、内脏出血等。

对于化疗后血细胞降低，处理原则按严重程度分级处理：Ⅰ级骨髓抑制，临床一般不处理；Ⅱ级骨髓抑制，需结合临床需要，酌情处理；Ⅲ级以上骨髓抑制，必须予以处理。

化疗后血细胞降低的具体处理办法如下：

白细胞降低的处理：

①白细胞$< 3.0 \times 10^9/L$或中性粒细胞绝对值$< 1.5 \times 10^9/L$时，可根据临床情况，酌情予以G–CSF。

②白细胞$< 2.0 \times 10^9/L$或中性粒细胞绝对值$< 1.0 \times 10^9/L$时，应及时予以G–CSF治疗，也可使用长效G–CSF。

③对于顽固性骨髓抑制、白细胞$< 1.0 \times 10^9/L$或中性粒细胞绝对值$< 0.5 \times 10^9/L$时，需隔离，有条件的患者需进入层流病房（单人无菌病房），在加用G–CSF的同时予以抗生素治疗。但需要注意的是，化疗期间尽量避免使用G–CSF，否则不仅不能减轻化疗药物的骨髓抑制，还会加重化疗药物对骨髓储备功能的损伤。

红细胞或血小板降低的处理：

同白细胞降低的处理办法一样，处理原则按严重程度分级处理。可采用促红细胞生成素皮下注射或静脉注射以期促进红细胞生成，使用重组人白介素–11或重组人血小板生成素注射液皮下注射以促进血小板生成。当然，若是患者出现危及生命的血细胞降低，输血是必须且快速的纠正血象降低的方法。

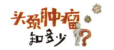

16. 神经系统毒性与防控

随着化疗周期数的增加，尤其是使用紫杉类化疗药物的患者，几乎均会出现不同程度的神经毒性反应。主要表现在肢体远端（手指、脚趾关节）麻木、肌无力等感觉异常或感觉迟钝，遇冷加重。大约10%的患者会出现功能障碍（偶尔可见到可逆性咽喉感觉障碍，进食冷食可以诱发），一般停药 3 ~ 6 个月后可缓解。极少数患者会长期存在以上症状，无法缓解。

对于神经毒性反应，目前无特效药物，预防很重要，但有报道可以予以神经节苷脂、维生素 B_6、钙镁合剂等处理。若出现神经毒性反应，禁止饮用冷水，禁止接触冰冷物品，建议戴毛绒手套，用热水洗漱。

17. 泌尿系统毒性与防控

肾功能损伤临床表现为无症状血清肌酐升高或轻度蛋白尿及出血性膀胱炎。血清肌酐升高或轻度蛋白尿损伤的主要来源为铂类，处理办法：采用大剂量顺铂（60 ~ 100 mg/m²）一天给药，应给予水化并注意电解质平衡。铂类化疗前一天补液量至少 1000 mL，化疗前半小时补液量至少 500 mL，化疗后补液量至少 2000 mL，并加用利尿剂（呋塞米、甘露醇等），严禁憋尿。化疗后继续补液 1 ~ 2 天，并检测肌酐及尿常规，一旦发生肾功能损伤，应停用或改用化疗方案。水化的主要目的是加速铂类药物及其代谢产物的排泄。简而言之，多喝水，多补水。也可将顺铂总量分割为 2 ~ 3 天给予，无需水化，操作方便。常规剂量卡铂对肾脏毒性较轻微，无需水化，尿常规异常改变常常是一过性的、可逆的。

出血性膀胱炎主要来源于环磷酰胺及异环磷酰胺，化疗过程中可使用美司钠预防化疗导致的出血性膀胱炎。

18. 过敏反应与防控

有些化疗药物可引起不同程度的过敏反应。例如，头颈部肿瘤常用化疗药物：紫杉醇类（白蛋白紫杉醇一般不发生过敏反应）。普通紫杉醇注射液之所以容易引发过敏反应，是因为人体可能会对其中的辅料聚氧乙基代蓖麻油产生过敏反应。紫杉类过敏反应主要为 I 型变态反应，主要表现为皮疹、发热、头昏等症状。重度过敏反应的常见表现为心慌、心悸、低血压、胸闷、支气管痉挛和呼吸困难。过敏性休克较少见，主要表现为口唇发绀、大汗淋漓、烦躁不安、心率加快、喉头水肿、四肢发冷、四肢肌肉强直、呼吸停止、无法测得血压等，严重者甚至导致死亡。

一旦发生过敏反应则立即停药，并予以肾上腺素肌肉注射。为防止过敏反应发生，紫杉醇及多西紫杉醇用药前 1 小时常规使用：①地塞米松，静注。也可于化疗前一晚上口服地塞米松。②苯海拉明，静注。

19. 心脏毒性与防控

化疗药物使用后出现的心脏不良反应主要包括心律失常、房室传导阻滞、心动过速、心包炎、心肌缺血和束支传导阻滞，但这些不良反应多具有自限性，在停药后可自行恢复。心脏毒性常见于反复多次大量使用蒽环类细胞毒性药物。

头颈部肿瘤很少使用蒽环类化疗药物，心脏毒性发生率很低。但是若是使用抗肿瘤免疫治疗药物，则需要注意免疫性心肌炎发生的可能。

20. 肝脏毒性与防控

几乎所有的化疗药物均在肝脏代谢，易引起直接或间接的肝脏毒性。主要表现为一过性转氨酶升高或无任何症状。血生化常提示：转氨酶略微升高或者胆红素升高。对于合并肝炎的患者，化疗前务必将各项指标调整至正常范围内。化疗过程中可适当

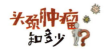

应用一些护肝药物，如维生素及辅酶类、多烯磷脂酰胆碱、还原性谷胱甘肽、复方甘草酸单胺、腺苷蛋氨酸等。对于肝炎活动期的患者，应避免使用加重肝功能损伤的药物，且必须同时服用抗病毒药物。

21. 其他毒性

体液潴留是多西紫杉醇区别于其他紫杉醇类药物的特有不良反应，主要表现为外周性水肿、腹水、胸腔积液、心包积液及体重增加等。体液潴留的发生与患者接受多西紫杉醇的累积剂量有关，这种不良反应一般是可逆的。体液潴留常发生于使用多西紫杉醇化疗 4 ~ 5 个周期后，一般无须处理。

肌肉关节疼痛也是紫杉醇类药物不良反应中常见的一种，疼痛部位以双下肢，尤其是膝盖以下部位为主。少数患者会出现双上肢疼痛，极少数患者会波及脊柱、关节乃至全身，疼痛通常发生于给药后 2 ~ 3 天，发生率约为 55%。

处理：化疗后的肌肉关节疼痛一般数天内可自行恢复；若疼痛无法耐受，也可服用止痛药物缓解症状。

22. 同样的肿瘤及用药，有的人化疗反应大，有的人却很小

> 同一个病房同时化疗的几个人，有些人显得轻松自在，食欲旺盛，睡眠良好；而另一些人则痛苦不堪，频繁呕吐，一见到食物便感到恶心。为何化疗的副作用在不同人之间会有如此巨大的差异呢？这种差异可能由多种因素造成。

与患者年龄、性别有关：

高龄患者化疗反应大于年龄略小的患者，女性患者化疗反应一般比男性要大。

化疗药物不同：

有些化疗药物胃肠道反应非常大，如顺铂，静滴 2 小时内就可能出现速发型胃肠道反应。除了胃肠道反应，顺铂耳毒性、肾毒性也很大，但顺铂作为广谱抗肿瘤化疗药物，对许多类型的肿瘤都有很好的杀灭作用，是目前抗肿瘤治疗的基石。

个人的体质差异：

一部分患者平时缺乏锻炼、身体瘦弱或者合并有高血压、糖尿病、肺心病等基础性疾病，可能会对药物耐受能力较差，化疗时反应会比较大。

精神因素：

对于心理承受能力较弱、心理压力较大的患者，化疗的副作用可能会更加显著。人的食欲受到高级神经中枢支配，一旦神经中枢功能受损，食欲必定受到影响。人们经历精神创伤时，食欲中枢受到抑制，导致食物摄入量减少。有些患者甚至一进入病房还未使用化疗药物就开始出现恶心、呕吐，这实际上是心理作用引起的。

疾病的病期：

对于常规术后辅助化疗患者，化疗反应相对较小，而那些晚期化疗患者化疗反应会比较大。这是因为晚期患者由于肿瘤的转移，营养物质消耗，部分脏器功能受到影响，机体对药物的代谢能力会相应地下降。而且大部分晚期患者体质下降，尤其是消化道肿瘤的晚期患者，食欲都明显减退，此时再使用化疗药物，化疗反应自然会更明显。部分晚期患者需要经历数年的各种治疗，包括化疗、放疗、介入治疗等。

个体的基因决定：

越来越多的研究表明，化疗药物反应及疗效与个体的基因变异有关，药物代谢酶的基因多态性与化疗药物的疗效和安全性相关。基因检测技术已经在临床上用于判断患者对部分化疗药物的敏感性及毒性。例如，UGT1A1 基因与化疗药物伊立替康的毒副反应有关。UGT1A1*28 变异尤其是纯合子变异的患者，应考虑降低初始治疗剂量，避免严重的粒细胞减少的情况发生。

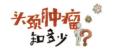

23. 化疗副作用越大，治疗效果越好吗

答案当然是否定的。有些药物如氮芥、环磷酰胺、阿霉素（多柔比星）等，随着剂量的增加，疗效也会提高，而且还有可能在一定程度上克服恶性细胞的耐药性。当然，化疗药物的剂量加大，不良反应也就随之增加。从这个观点看，不良反应越大，化疗效果越好有一定道理。这主要与化疗药物产生疗效的机制与引起不良反应的机制基本相同有关。

但是在相同化疗药物剂量的前提下，从患者本身来说，化疗后恶心、呕吐等反应越小越好。化疗反应通常与患者自身的耐受情况有关，如果患者体质比较好且具有一定的耐受性，化疗反应会比较小，反之则化疗反应比较大，而反应大与治疗效果没有直接的联系，只不过会让患者更难受一些而已。不能通过临床症状去判断治疗效果，而应以影像学检查或患者精神状态为标准。

24. 化疗一定有严重的副作用吗

基于化疗的作用原理，副作用一定是存在的。只不过化疗的副作用因人而异，且与所使用的药物种类、剂量以及患者的个体差异有关。并非所有化疗都会导致严重的副作用。有些患者可能只经历轻微的不适，如轻微的恶心、气短乏力、面色无华、脱发或精神萎靡等，而有些患者可能会出现较为严重的副作用，如严重的恶心、呕吐、感染风险增加、血液细胞减少等。吃感冒胶囊还有犯困的副作用，更别说能够治疗癌症的化疗药物了。

为了减轻化疗的副作用，医生会根据患者的具体情况制订个性化的治疗计划。这可能包括使用不同的药物组合、调整药物剂量、采用新的给药方式或辅助治疗手段。例如，使用生长因子来刺激白细胞的生成，减少感染的风险；使用止吐药物来控制恶心和呕吐；使用激素类药物来减轻某些特定的副作用等。

此外，患者在化疗期间的自我护理也非常重要。保持良好的营养状态、适当的休息和适量的运动，以及避免接触可能的感染源，都有助于减轻化疗的副作用。患者还应与医疗团队保持密切沟通，及时报告任何不适，以便及时调整治疗方案。

总之，虽然化疗有可能带来副作用，但并非所有患者都会经历严重的副作用。通过现代医学的进步和个体化治疗计划的制订，以及患者自身的积极参与和自我护理，可有效减轻化疗的副作用，提高治疗效果和患者生活质量。

25. 不同药物化疗的副作用都一样吗

无论是哪种化疗药物都是以杀伤细胞为目的的，都可能会产生副作用，但副作用的偏重各不相同，主要取决于药物的作用机制。有的对胃肠道功能影响较大，有的对骨髓的造血功能有较重的影响，有些药物导致皮炎的可能性较大，不能一概而论。

例如，吉西他滨最严重的毒副反应是对血小板的抑制；卡培他滨会出现比较严重的胃肠消化道反应以及手足麻木、皮疹等皮肤反应，但骨髓抑制方面却较轻；奥沙利铂胃肠道反应很轻，主要是神经毒性；5-氟尿嘧啶可产生严重的黏膜溃疡，如口腔溃疡、吞咽困难、腹痛、水样腹泻；顺铂具有较高的肾毒性、神经毒性和耳毒性。

26. 不同的人采用同种化疗手段，治疗效果都一样吗

实际上，同样的化疗手段，不同患者的治疗效果也会不一样，这与患者自身身体素质和自身差异有关，甚至在治疗的不同阶段，治疗效果的表现也可能发生变化。这些差异可能由多种因素决定，包括患者的年龄、性别、基因构成、整体健康状况以及肿瘤的类型和阶段。例如，某些基因变异可能会影响药物代谢，从而改变药物在体内的分布和清除速度，进而影响疗效。

此外，患者的营养状况、生活方式和心理状态也会影响化疗的效果。良好的营养支持可以增强患者的免疫系统，帮助他们更好地应对化疗带来的压力。积极的生活态度和有效的心理支持同样有助于提高治疗的耐受性和效果。因此，个体化治疗计划的制订需要综合考虑这些因素，以期达到最佳的治疗效果。不要一味照搬别人的化疗策

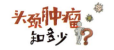

略，适合自己的才是真正有用的。

27. 化疗后多久可以正常工作

相信许多患者都有这样的疑问：化疗后多久可以上班？过早上班是否会留下后遗症？关于这一问题并没有一个标准的答案。原则上来说，化疗后如无身体不适，1 周后即可返岗。然而大部分患者化疗后会有不同程度的不适，建议：全部化疗周期结束后 1 个月返岗上班，不良反应较重的可推迟至 2 ~ 3 个月后返岗。

冯　义/王志强

28. 化疗后是否可以备孕

化疗药物可能对生殖系统造成不同程度的损害，建议患者在完成化疗后至少等待 6 个月再考虑备孕。这一等待期有助于评估生殖功能的恢复情况，并降低药物残留对胚胎的潜在影响。具体备孕时机应在生殖遗传科医生指导下，结合患者的个体情况决定。建议严格进行孕前检查和产前畸形筛查，以确保母婴安全。

除乳腺癌外，大多数癌症患者治疗后妊娠的安全性已得到广泛证实。多项研究表明，癌症患者的新生儿与普通新生儿无明显区别。值得注意的是，2022 年发表在《Journal of Clinical Oncology》的一项 Meta 分析进一步证实了这一结论，该研究纳入了超过 15000 例癌症幸存者的妊娠数据。

乳腺癌患者妊娠的特殊考虑：

对于乳腺癌患者，特别是雌激素受体（ER）阳性患者，妊娠时机的选择需要更加谨慎。

一项纳入 1200 例患者的多中心研究证实，ER 阳性乳腺癌患者在诊断后 5 年内妊娠不会对预后产生不利影响。

2023 年发表在《The Lancet Oncology》的研究建议，乳腺癌患者应在诊断后至少等待 2 年再考虑妊娠，以度过复发风险最高的时期。

对于接受他莫昔芬治疗的患者，建议完成标准疗程（5 年）。若考虑提前中断治疗以尝试妊娠，应在治疗 2 ~ 3 年后，充分告知相关风险并密切监测。

临床建议：

不建议因癌症病史而终止妊娠，现有证据表明诱导流产不会改善母亲预后。

建议所有癌症幸存者在计划妊娠前进行全面的生殖健康评估，包括卵巢功能检测和遗传咨询。

对于接受内分泌治疗的患者，建议在完成推荐疗程后再考虑妊娠。若选择提前中断治疗，应制订个体化的监测方案。

王志强 / 赵树华

29. 化疗后复查时间及项目

化疗后患者的病情会有两种不同的结局："有效或无效"。为了及时评估患者的治疗效果，以防延误患者的病情，通常总化疗 4 ~ 6 个周期，可每 2 ~ 3 个周期评估 1 次；总化疗结束后 1 ~ 3 年内，可每 3 个月复查 1 次，3 ~ 5 年每 6 个月复查 1 次，5 年以后每 1 年复查 1 次。

化疗过程中必查血常规及肝、肾功能等血生化指标，肿瘤原发部位的 MRI 或 CT 检查，其余易转移部位的 CT 检查（脑转移的复查首选 MRI）等，骨扫描可半年至 1 年检查 1 次。

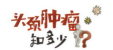

30. 化疗后饮食如何调整

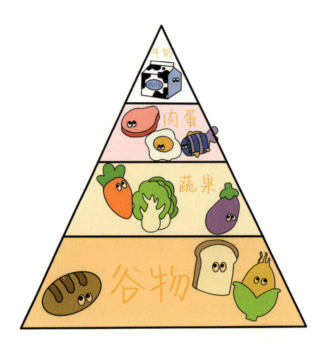

　　首先，要保证食品的安全；其次，要营养的均衡。营养均衡、平衡膳食是指我们身体需要的各种营养素都要摄取到，而且营养素的比例要符合身体的需要。不是什么好吃就猛吃，而是要面面俱到，只靠单一的营养素是无法保证身体健康和正常生理功能的。患者应当注意饮食清淡，以易消化和营养的食物为主，少量多餐（可一日六餐），多喝温水，口腔溃疡者宜进食温热流质或无刺激软食。切记，不能为了提高患者的食欲而让其进食油腻辛辣、生冷的食物，从而导致患者胃肠道反应加重。

　　此外，化疗患者常伴有肠道菌群失调，口服益生菌（如金双歧）可降低化疗对肠道副作用，提高患者耐受性。

尹子琪

第14章 认识靶向治疗

1. 神奇的肿瘤分子靶向治疗

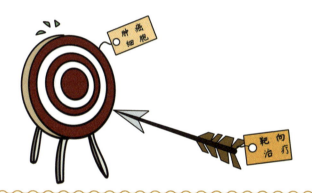

靶向治疗，这个名字听起来就像是科幻电影中的高科技武器，其实它是一种非常先进的癌症治疗手段。想象一下，我们的身体里潜伏着一个坏蛋——肿瘤细胞，它是由一些不正常的细胞组成的，这些细胞开始肆无忌惮地增殖，失去控制。而靶向治疗宛如一枚精准的"生物导弹"，能够找到这些坏蛋并将其摧毁，同时确保我们体内其他健康细胞的安全。

那么，这个"生物导弹"是如何工作的呢？首先，科学家们会在实验室中研究这些肿瘤细胞，识别出它们与正常细胞的差异之处。这些差异之处就好比肿瘤细胞的

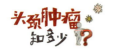

"软肋"。这些"软肋"可能是肿瘤细胞内部的一个特定蛋白质，或者是一段变异的基因序列。

一旦找到了这些"软肋"，科学家们便会设计一种特定的药物，这类药物就像是一把精准的钥匙，能够精确地匹配并锁定肿瘤细胞的"软肋"。这些药物进入我们的身体后，它们会像磁铁一样被吸引至肿瘤细胞，然后与这些"软肋"紧密结合。这样一来，肿瘤细胞就没办法正常工作了，最后只能死掉。

最让人激动的是，这些"生物导弹"特别聪明，能专门瞄准那些有弱点的肿瘤细胞，而不会伤到周围的健康组织和细胞。这样一来，不但治疗能更精确，副作用也大大减少，治疗效果自然就提高了。

因此，靶向治疗就像是一支超级厉害的医疗小分队，带着最酷的医疗武器，能准确找到并消灭肿瘤细胞，而且还不会伤害到我们的正常细胞。这种治疗方式不仅让治疗更精准，还给很多癌症患者带来了新的希望。

2. 分子靶向治疗的"前世"

一百多年前，科学家们便开始了一场与肿瘤对抗的战斗，他们所使用的武器非同寻常——靶向治疗。这不仅是一段医学史话，更是一场跨越世纪的科学探索之旅。

让我们把时间拉回到 19 世纪 90 年代，那时医生们偶然发现了一个有趣的现象，某些感染白喉杆菌后幸存下来的动物，其血清中的某种物质似乎对白喉杆菌有着强大的抵抗力，这一发现激发了科学家的好奇心。随后研究者尝试在动物体内接种人的肿瘤组织后提取这些动物的血清治疗肿瘤，效果还可以。这个发现就像是一把钥匙，打开了一个新世界的大门，人们开始琢磨，也许可以利用免疫动物的血清来对抗肿瘤。

到了 20 世纪 40 年代，科学家们又有了新发现。他们发现，用一种叫 ^{131}I 的物质可以治疗甲状腺癌，这种物质就像一把精确的钥匙，能专门找到甲状腺癌细胞，把它们锁住，然后消灭癌细胞，对其他健康的细胞却一点儿伤害都没有。这种治疗方法就是利用了身体器官的特殊功能，实现了对癌细胞的精准打击。

随着时间的推移，生物医学和基因检测技术越来越进步，我们对肿瘤有了更深的了解。科学家们不断发现更多的基因突变靶点，这些靶点就像是肿瘤细胞的"身份证"，让靶向治疗药物能够更精准地找到并打击肿瘤细胞。

如今，我们有了越来越多的靶向治疗药物，它们就像是一支支精准的箭，能够直接命中肿瘤细胞的"心脏"。这些药物的研发，让我们在对抗肿瘤的战斗中拥有了更多的武器和策略。

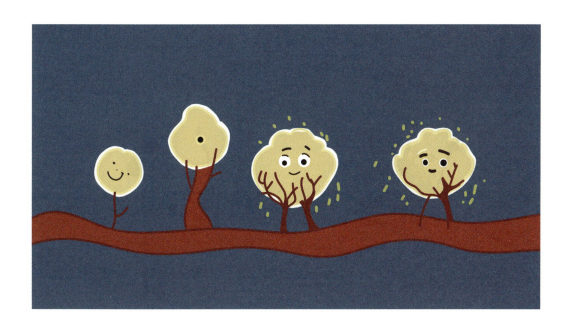

总的来说，靶向治疗的历史是一个不断探索和进步的过程。从最初的血清治疗，发展到用特定物质来靶向治疗，现在又进步到根据基因突变来精准治疗，每一步都是人类聪明才智的体现。这些治疗方法的改进，不仅让治疗效果更好了，还给很多癌症患者带来了新的希望。

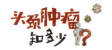

3. 分子靶向治疗的原理

> 我们的身体就像一个战场，那些不请自来的肿瘤细胞就像是潜伏的敌人。分子靶向治疗，就像这个战场上专门用来精确打击敌人的武器。这种治疗方法就像射箭游戏一样，我们的目标是准确地射中肿瘤细胞，同时尽量不伤害到周围的健康细胞。

在这场对抗肿瘤的战争中，靶子就是肿瘤细胞上的一些特别的点，也就是我们所说的"靶点"。这些"靶点"就像是肿瘤细胞的"身份证"一样。而射出去的箭，就相当于我们的分子靶向治疗药物，这些药物设计得特别准，能认出来并锁定这些"靶点"，就像箭直直地射中靶心一样。

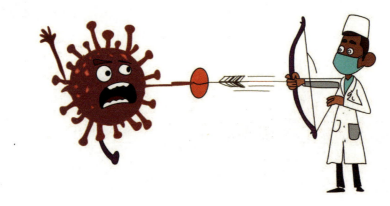

在开始射箭游戏之前，我们的首要任务是找到那些靶子。只有找准了靶子，我们的治疗药物才能精确命中肿瘤细胞，同时不会伤到周围的健康细胞。只有精确瞄准靶心，才能射出精准的一箭。然而，分子靶向治疗也不是万能的。就像射箭比赛一样，只有当靶心存在时，我们才能准确射中目标。分子靶向治疗也是一样，只能对付那些我们能找到特定靶点的肿瘤。

那么，这些分子靶向药物是如何工作的呢？

分子靶向药物的作用方式：

①阻断肿瘤增殖信号：这相当于切断了肿瘤细胞的生长指令，让它们无法再继续生长。

②抑制肿瘤新生血管的生成：这相当于切断了肿瘤的营养来源。肿瘤需要营养才能生长，这些药物能够阻止新的血管形成，这样肿瘤就没法得到营养了。

③释放毒性物质杀伤肿瘤细胞：分子靶向药物能够直接攻击肿瘤细胞，使它们无法生存。

分子靶向治疗的特点：

①高选择性：分子靶向药物就像是精准的导弹，能够识别肿瘤细胞上的特定标记，然后直接命中目标，精准打击。这意味着它们能够杀死肿瘤细胞，而不会伤害到周围的正常细胞。

②药物种类多样性：肿瘤的形成涉及很多不同的信号通路，每一条通路都可能成为我们攻击的目标。因此，我们可以针对不同的肿瘤类型和阶段研发出多种多样的分子靶向药物。

③作用机制独特：分子靶向药物的作用是特定的，它们需要与肿瘤细胞上的特定靶点结合才能发挥作用。所以在使用这些药物之前，我们需要进行相关的检测，确保药物能够找到并锁定正确的目标。

④毒性低：由于分子靶向药物是专门针对肿瘤细胞的，它们通常不会引起像传统化疗药物那样的严重副作用。这意味着患者在接受治疗时，生活质量可以得到更好的保障。

分子靶向治疗就像是一场高科技的射箭比赛，我们的目标是精准、高效地击中肿瘤细胞，保护健康、正常的细胞。随着科学的不断进步，我们在这场游戏中的技巧日益精湛，为患者带来了更多的希望和可能性。

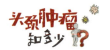

4. 分子靶向治疗药物的分类

在这场对抗肿瘤的精准战争中，我们有两种强大的武器，那就是抗体和小分子化合物。这两种药物就像是两支不同的特种部队，它们各自有着独特的战斗方式和优势。

抗体，作为生物大分子，就是生物界里的超级导弹，能准确找到肿瘤细胞上的特定标记，就像钥匙对准锁孔一样，精准地打开治疗的大门。通过这种结合，抗体可以直接切断肿瘤细胞的生长信号，或者调节免疫系统的反应，激活身体自身的防御机制来对抗癌症。因为它们特别精准，所以对正常细胞的伤害就小多了。

小分子化合物则像敏捷的侦察兵，它们能轻松穿过细胞膜，直接钻进肿瘤细胞里面，打乱里面的信号传递路线，让肿瘤不再增殖或者扩散。小分子化合物一般通过口服给药，但可能影响多个靶点，有时候也会带来一些副作用。

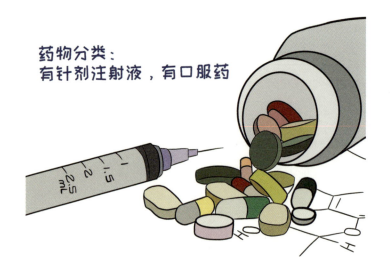

这两种药物的分类不仅反映了它们作用机制的不同，也体现了它们在临床应用中

策略的不同。抗体药一般用在那些表面有明显目标的肿瘤上，而小分子化合物则更多用在那些内部信号传导路径有问题的肿瘤上。随着研究越来越深入，我们对肿瘤的了解也越来越多，分子靶向治疗药的分法也会越来越细，能为不同类型的肿瘤提供更加量身定做的治疗方案。

5. 分子靶向治疗的 "今生"

随着科学家们不断发现肿瘤细胞的 "新弱点" （也就是新的靶点），越来越多的分子靶向药物被研发出来。这意味着，越来越多的肿瘤可以采用分子靶向治疗，给患者带来了更多的希望。

在头颈部肿瘤的治疗中，分子靶向治疗同样发挥了重要作用。举个例子，有一种叫作表皮生长因子受体（EGFR）的 "东西" 在鼻咽癌细胞中的表达非常高，这就像是肿瘤细胞的一个明显标记。因此，我们可以使用EGFR单抗，再联合化疗来治疗鼻咽癌，这种方法不仅疗效好，而且患者也能够很好地耐受。此外，科学家们还在研究针对血管

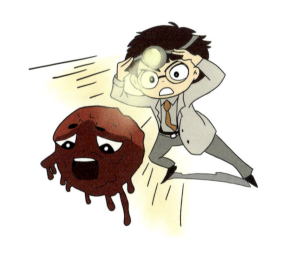

内皮生长因子（VEGF）和HER2靶点的鼻咽癌分子靶向治疗，这些研究有望为鼻咽癌患者提供更多的治疗选择。

分子靶向治疗目前正处于一个快速发展的阶段。随着科学技术的进步，我们相信分子靶向治疗在未来会有更大的应用价值，为更多的肿瘤患者带来福音。这种治疗方法的发展，不仅提高了治疗效果，也为无数患者带来了新的希望。

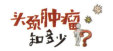

6. 分子靶向治疗的未来

分子生物学的飞速发展，就像是给我们打开了一扇新世界的大门，让我们对肿瘤这个敌人有了更深的了解。这不仅帮助我们更好地理解肿瘤是如何形成的，还为我们提供了更多的武器来对抗它。分子靶向治疗，就是这些新武器中的佼佼者。

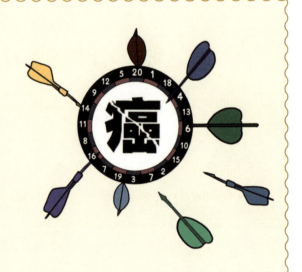

虽然分子靶向治疗已经有百年的历史，但我们对它的了解还远远不够。随着肿瘤基础研究的快速发展，更多癌基因和抑癌基因及其产物、各种生长因子及其受体、信号转导通路等被发现，这些都是潜在的分子靶向治疗靶点。以后，这些发现能帮我们在对抗肿瘤的战斗中，提供更精准、高效、低毒的"生物导弹"，更精准地打击肿瘤。

科学一直在进步，我们有充分的理由相信，分子靶向治疗在未来会变得越来越重要，给肿瘤患者带来更多的希望和更好的治疗效果。

梁桂才 / 葛春蕾

第15章 认识免疫治疗

1. 什么是免疫治疗

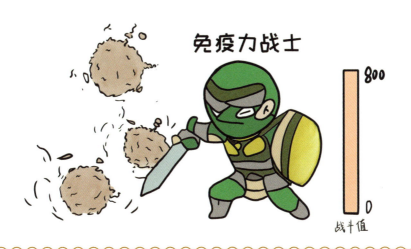

免疫力战士

800

0

战斗值

　　肿瘤免疫治疗是近年来肿瘤治疗领域的一项重大突破，可以说是继靶向治疗后，人类找到的对抗癌症的又一柄利剑。不过，很多人对肿瘤免疫治疗还不太了解。简单来说，肿瘤免疫治疗就是让身体里的免疫系统自己动起来，去消灭掉那些肿瘤细胞。在这个治疗过程中，药物不是直接去攻击肿瘤细胞，而是让免疫细胞变得更厉害或者调整它们，让它们能认出肿瘤细胞，并且把它们清除掉。

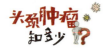

肿瘤免疫治疗的应用范围极为广泛。它不仅能帮身体找出并杀死那些刚长出来的肿瘤细胞，还能对付那些已经跑到身体其他地方的肿瘤细胞。就算手术后可能还有些肿瘤细胞没被清理干净，免疫治疗也能帮忙防止它们复发和转移。

2. 肿瘤免疫治疗的起源

提及肿瘤的免疫治疗，其历史可追溯至一百多年前。1891 年，美国纽约纪念医院的骨科医师威廉·科利发现一个得了链球菌感染的患者，他身上的肿瘤居然自己消失了。这让他想到，是不是可以刺激人的免疫系统来治疗肿瘤呢？于是他就开始研究，他尝试使用活的或灭活的酿脓链球菌混合物来刺激癌症患者的免疫系统，治疗骨肿瘤。到了 1893 年 5 月，他公开了成功的临床结果，这被认为是全球首个肿瘤免疫治疗案例，这种方法后来被称为"科利毒素"疗法，在一些患者中确实观察到了肿瘤消退的效果。但由于这种方法风险高、副作用大，而且那时候大家对治疗的原理也不了解，所以很多医生都不相信他的结果。

在 20 世纪初，放疗和化疗这两种更安全、更有效的治疗方法开始流行起来，导致肿瘤免疫治疗的探索陷入了短暂停滞。但是，随着人们对肿瘤学和基础免疫学的了解越来越深，现代肿瘤免疫治疗也慢慢有了扎实的理论基础。现在肿瘤免疫治疗的策略主要包括免疫调节剂治疗、肿瘤免疫检查点治疗等。这些治疗方法的发展，说明了肿瘤免疫治疗从一开始的摸索阶段，已经慢慢变成了现在癌症治疗中不可缺少的一部分。

3. 肿瘤免疫治疗的原理

肿瘤免疫治疗的原理，简单来说，就是通过一些特殊手段来激活我们身体里的免疫系统，让我们的免疫细胞自己去消灭掉那些肿瘤细胞。

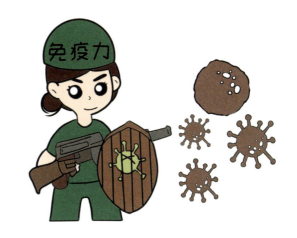

　　我们都知道，我们身体里有个免疫系统，它一直在保护着我们，主要靠的就是这些免疫细胞。这些细胞能帮我们防御疾病、监察身体的状况，还能调节免疫反应。特别是其监察功能，它就像一个 24 小时不休息的保安，随时检查身体里有没有不对劲的地方。在理想状态下，如果身体里出现肿瘤细胞，免疫细胞应该能立刻发现并消灭掉它们，这样就能预防癌症。但是，癌症之所以会发生，就是因为肿瘤细胞太狡猾了，它们会披上一件"外套"伪装成正常细胞，跳脱免疫细胞的"法眼"，让免疫细胞发现不了它们，这样它们就能悄悄地活下来，最后变成肿瘤。还有一种情况就是，免疫细胞自己偷懒，不够警觉，监视得不严，结果肿瘤细胞就能在它们眼皮底下悄悄长大，这就是我们常说的"免疫逃逸"。

　　肿瘤免疫治疗原理就是，把癌细胞表面的伪装"外衣"给扒掉，或者给免疫细胞装上能认出癌细胞的"特异功能"，让肿瘤细胞无法躲过免疫系统的法眼。此外，该治疗还能激活免疫细胞，确保它们不会处于"怠工"状态，这样它们就能把身体里的肿瘤细胞消灭掉，达到治疗癌症的效果。

④. 肿瘤免疫治疗的分类

　　让免疫细胞能更精准地识别敌人，或者让肿瘤细胞暴露出来的方法有很多，所以肿瘤免疫治疗的种类也挺多的。简单来说，主要可以分成两大类：一是免疫调节剂治疗；二是肿瘤免疫检查点治疗。

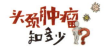

（1）免疫调节剂治疗

用免疫调节剂治疗癌症，就是用药物来加强或者调整身体的免疫系统来帮助它对抗癌症。常见的这类药物有细胞因子治疗，如白细胞介素 -2 （IL-2）、干扰素（IFN）、肿瘤坏死因子（TNF）、集落刺激因子（CSF）、白细胞介素 -12 （IL-12）等。

但目前此类治疗方式存在一些局限性，可能会引起较为强烈的副作用，如发热、寒战、疲劳等，还可能对身体里正常的细胞造成损害。所以，研究人员们一直在努力寻找新的免疫调节剂，希望能找到更安全、更有效的治疗方法。另外，免疫调节剂的效果因人而异。所以怎么根据个人情况挑选和使用免疫调节剂，才能达到最好的治疗效果，也是现在研究的一个热门话题。

（2）肿瘤免疫检查点治疗

在我们身体里有种细胞叫T细胞，就像专门消灭入侵癌细胞的 "战斗部队"。正常情况下，T细胞能认出癌细胞并将它们消灭，保护身体免受恶性肿瘤的侵害。但是，如果T细胞功能减退或受损了，它们的战斗力就下降了，癌细胞就能趁虚而入，形成恶性肿瘤。T细胞战斗力下降的一个重要原因就是免疫检查点分子出了问题。我们可以把免疫检查点分子想象成T细胞的 "哨兵"，它们的工作就是找到 "敌人" ——癌细胞，然后告诉 "战斗部队" ——T细胞去消灭 "敌人"。如果 "哨兵" 不给力，没法发出警报，T细胞就找不到 "敌人"，自然也就没法消灭掉 "敌人"，结果就是肿瘤细胞能逃过打击，快速生长增殖，让患者的病情快速恶化。

免疫检查点就像是免疫细胞上的 "油门" 和 "刹车" 按钮，通常情况下，如果身体里有肿瘤细胞出现，免疫细胞的 "油门" 就会被踩得更用力，让它们更猛力地攻击肿瘤，而 "刹车" 则会防止免疫细胞过于活跃，避免伤害到正常组织。但是，那些狡猾的肿瘤细胞会利用免疫细胞的 "刹车" 机制，让免疫细胞自己凋亡和耗尽，这样就能抑制免疫细胞的抗肿瘤作用。

免疫检查点治疗其实就是利用药物来刺激免疫细胞，加大免疫细胞的 "油门"，让它们更有活力，或者松开免疫细胞的"刹车"，阻止免疫细胞慢下来，让它们能更自由地攻击肿瘤。这样一来，之前被压制的免疫细胞就能重新开始攻击癌细胞，恢复它们的抗癌能力。通过这种治疗，可以帮助T细胞恢复功能，让它们更厉害地识别和消灭癌细胞，对抗那些坏肿瘤。

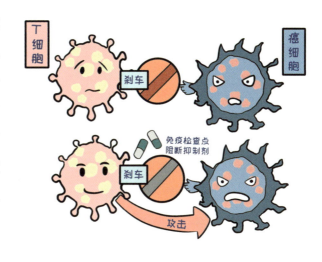

　　因此，免疫检查点治疗主要分为两个方面：一个是免疫检查点抑制治疗，另一个是免疫检查点激动治疗。现在用得比较多的是免疫检查点抑制治疗，就是让免疫细胞的"刹车"松开。目前在临床上，常用的免疫检查点抑制剂包括CTLA-4抑制剂和PD-1/PD-L1抑制剂，这些药物已经广泛地用于治疗头颈鳞癌、肺癌、食管癌、黑色素瘤等多种肿瘤。此外，还有其他类型的免疫检查点抑制剂正处于临床试验阶段。至于免疫检查点激动治疗的药物，现在仍处于研发阶段，预计在不久的将来，它们也将被应用于临床治疗。

5. 肿瘤免疫治疗的现状

　　肿瘤免疫治疗从出现到现在也已过去一百多年了，这种治疗方式主要依靠免疫反应来对抗癌症，现在已经成为肿瘤治疗领域的一个重要研究热点。肿瘤免疫疗法的出现，被誉为肿瘤治疗的"第三次革命"，包括消除抑制信号、激活身体里的T细胞免疫反应，以及利用免疫细胞携带抗癌药物或放射性同位素等多种策略。

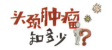

目前在临床中使用的免疫治疗方式主要有两种：一种是调节免疫系统的肿瘤免疫调节剂疗法，它能让免疫系统更有力地对抗肿瘤。另一种是肿瘤免疫检查点疗法，它能阻止肿瘤细胞躲避免疫系统的监视，让T细胞能再次攻击肿瘤细胞，目前应用得最为广泛，包括PD-1/PD-L1抑制剂、CTLA-4抑制剂，它们在癌症治疗里都扮演着重要角色，在提高患者生存率、延长生存时间方面展现出显著效果，特别是在那些对传统放化疗不太敏感的晚期癌症患者身上，免疫疗法带来了新的希望。除此之外，免疫疗法和其他治疗方法，如化疗、放疗或靶向治疗结合起来，也在不断地研究和尝试中，目的是提高治疗效果，延长患者生存期。

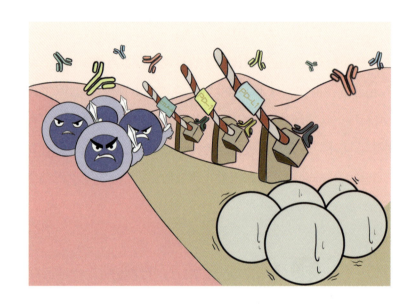

尽管免疫治疗在肿瘤治疗中展现出巨大潜力，但实际用起来还是有不少难题。例如，怎么提前知道患者会不会对治疗有反应，怎么处理那些因为免疫治疗引起的副作用，还有怎么让治疗效果更持久等。不过，随着免疫学和分子生物学研究越来越深入，将来免疫治疗可能会给更多肿瘤患者带来好消息。

6. 肿瘤免疫治疗的发展总结

　　肿瘤免疫治疗作为一种利用人体免疫系统来对抗癌症的方法，这些年一直在进步和研究。从最初的调节剂到现在广泛使用的免疫检查点抑制剂，治疗方法和药物越来越多，效果也越来越好。

　　随着治疗的深入，肿瘤免疫治疗的复杂性和每个人对治疗的反应也不一样，这些问题也慢慢变得明显。研究人员正在努力寻找更精准的生物标志物来预测治疗效果，同时也在开发新的免疫治疗药物和策略来解决现在治疗的不足。此外，免疫治疗的持续时间和安全性评估也是当前研究的热点。随着对肿瘤免疫微环境和免疫逃逸机制的了解越来越深，相信肿瘤免疫治疗能变得更加个性化和精准。尽管挑战依然存在，但肿瘤免疫治疗的前景是光明的，它将继续为癌症患者带来更多的治疗选择和生存机会。

梁桂才 / 葛春蕾

第16章 认识生物治疗

1. 认识肿瘤生物治疗

肿瘤生物治疗，就是用一些生物反应调节剂来调动身体里的免疫系统，帮助我们消灭肿瘤细胞。生物治疗这个概念很宽泛，它包括很多不同的治疗方法，如靶向治疗、免疫治疗、细胞治疗、基因治疗等。这些方法都是为了让我们身体里的免疫细胞更厉害地找出肿瘤细胞并消灭它们，或者直接去攻击肿瘤细胞。我们之前已经聊过靶向治疗和免疫治疗了，现在咱们来聊聊细胞治疗和基因治疗。

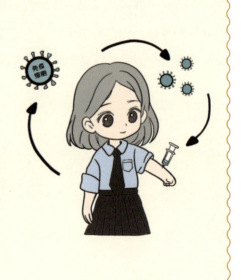

细胞治疗：

细胞治疗，在肿瘤生物治疗领域中，被誉为一颗耀眼的明星，其潜力不容小觑！

它的工作原理就是先从患者身体里找出像T细胞这样的免疫战士，随后在实验室中进行精心培养，赋予它们一次全面的升级，使它们变得更厉害、更强大，能够精确地识别并消灭肿瘤细胞。经过这样的升级改造，再把它们送回患者体内。这样一来，这些升级版的免疫细胞就能在身体里大显身手，有效地对抗癌症。

基因治疗：

基因治疗就是往肿瘤细胞或者免疫细胞里加点特殊的基因，让它们变个样，这样就能治病了。例如，利用基因编辑技术，可以把肿瘤细胞里的坏基因修好或者换掉，或者让免疫细胞变得更厉害，能打败肿瘤。但是，基因治疗也有难题，如怎么把基因送进去，安不安全，还有可能会引起哪些免疫系统的反应。研究人员正在努力研究和改进这些技术，希望在不久的将来能让基因治疗既安全又有效地用在患者身上。

虽然肿瘤生物治疗在实际使用中已经取得了很大的进步，但它的治疗效果和能用的地方还是有限的。研究人员一直在努力寻找新的生物标记物、改进治疗方法，并且和其他治疗方法结合起来，希望能提高治疗的准确性和效果。随着生物技术的不断发展，肿瘤生物治疗在未来治疗肿瘤方面可能会变得更加重要。

2. 肿瘤生物治疗的起源

肿瘤生物治疗是从20世纪70年代开始的，那时候科学家们开始琢磨怎么用我们身体里的免疫系统来对抗癌症。最开始的生物治疗方法就是用干扰素和白细胞介素这些生长因子来激发免疫反应。后来，肿瘤免疫细胞治疗这个领域进步飞快。

最早用来治疗肿瘤的免疫细胞，叫作淋巴因子激活的杀伤细胞，简称LAK细胞。那么LAK细胞是怎么来的呢？就是把我们血液里的单个核细胞拿出来，在实验室里用一

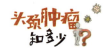

种叫白细胞介素–2（IL–2）的试剂激活一下，就变成了这种能消灭肿瘤的免疫细胞。LAK细胞很厉害，它们能消灭很多种肿瘤细胞，这些肿瘤细胞对传统的细胞毒性T淋巴细胞（CTL）和自然杀伤细胞（NK）都没反应。然而，LAK细胞在输注的时候需要联合大剂量IL–2，可能会给患者带来很严重的副作用，所以用起来有局限性。

所以，科学家们继续探索更安全、更有效的治疗方法。在LAK细胞之后，研究者们又发现了细胞因子诱导的杀伤细胞（CIK细胞）、自然杀伤细胞（NK细胞）、肿瘤浸润淋巴细胞（TILs）等，这些细胞在识别和杀死肿瘤细胞方面更厉害、更精准。接着，科学家们开发了更精准的细胞治疗技术，如嵌合抗原受体T细胞疗法（CAR–T细胞）和T细胞受体T细胞疗法（TCR–T细胞）等。这些疗法通过基因工程手段，让T细胞有了识别和攻击癌细胞的能力，治疗效果大大提升。随着研究的深入，肿瘤生物治疗领域不断涌现出新的治疗方法，为癌症患者带来了新的希望。

3. 肿瘤生物治疗的原理

说到肿瘤生物治疗，这个词儿听起来好像挺复杂的，其实它主要分为两种策略：肿瘤免疫治疗和肿瘤基因治疗。肿瘤免疫治疗，就是利用我们身体里的免疫系统来帮忙消灭癌细胞。现在，让我们来探索一下肿瘤基因治疗的奥秘。

首先，让我们来理解肿瘤的本质。简单来说，肿瘤就是一种基因疾病。在我们的身体里，有一些基因是促进细胞生长的，我们称之为促癌基因；还有一些基因是抑制细胞生长的，我们称之为抑癌基因。当这两种基因之间的平衡被打破，肿瘤就可能发生。肿瘤基因治疗的原理，就是直接针对这些出错的基因。想象一下，如果一个工厂的机器出了故障，我们可以直接去修理这台机器，而不是让整个工厂都停工。肿瘤基因治疗就是用类似的方法，通过基因转移或者敲减技术，直接去修复那些导致肿瘤发生的基因。基因转移技术就像是给细胞送去新的"工作手册"，告诉它们如何正确地工作。而基因敲减技术则像是关闭那些导致问题的"坏机器"，让它们不再干扰细胞的正常工作。通过这些技术，我们可以让那些表达错误的基因重新回到正确的轨道上，让肿瘤细胞停止异常的生长和分裂。这样，我们就可以从基因层面上治疗肿瘤，而不是仅仅对症状进行治疗。

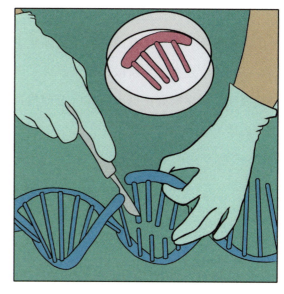

剪掉坏的基因，加入对的基因

肿瘤基因治疗是让人充满期待的领域，它为我们提供了一种全新的对抗肿瘤的方法。虽然这个领域还在不断发展和完善中，但它已经为我们打开了一扇新的大门，让我们看到了治愈肿瘤的新希望。随着科学技术的进步，我们有理由相信，未来我们能够更有效地利用基因治疗来帮助患者战胜肿瘤。

4. 肿瘤生物治疗的分类

　　说到肿瘤生物治疗，主要可以分成两大类：一类是肿瘤免疫治疗，另一类是肿瘤基因治疗。肿瘤免疫治疗，除了之前提到的免疫调节剂治疗和肿瘤免疫检查点治疗，还包括免疫细胞治疗。现在用在肿瘤治疗上的免疫细胞，主要有CIK细胞、NK细胞、TILs细胞。近些年，科学家们还研发了更精准的细胞治疗技术，如CAR-T细胞和TCR-T细胞。现在市面上已经有一些CAR-T细胞治疗产品被批准了，不过它们主要对血液系统肿瘤效果好，而且价格不菲。

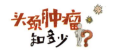

肿瘤基因治疗就是用基因来治疗癌症，包括让抑癌基因发挥作用、用自杀基因来消灭癌细胞、用反义基因来阻止癌细胞生长、用免疫基因来增强身体的抵抗力。现在基因治疗还在起步阶段，但已经显示出很大的希望，将来可能会帮助更多的人战胜癌症。科学家们正努力研究，希望找到更多治疗癌症的新方法，给我们更多的治疗选择。

5. 肿瘤生物治疗的发展总结

目前，肿瘤生物治疗发展迅速，也取得了一些成就，但还是有很多临床试验结果不理想。主要问题在于选的细胞、用的载体和目标基因的杀伤力都没达到预期，这些都是生物治疗需要解决的难题。

对于生物治疗未来的发展方向，就免疫治疗特别是免疫细胞治疗来说，以后的研究可能主要关注怎么让免疫细胞更有效，如把免疫治疗和其他治疗方法（如化疗、放疗或者靶向治疗）结合起来，也是一个研究热点，希望能有更好的治疗效果。或如何让免疫细胞更精准地找到目标，减少对正常细胞的伤害，这样治疗起来更安全、更有效。科学家们还在探索新的免疫细胞疗法，如CAR-NK细胞治疗，以期解决CAR-T细胞治疗在实体瘤治疗中面临的挑战。

说到基因治疗，未来可能会有几个重要的研究方向。首先，我们需要更深入地了解肿瘤是怎么发生的，特别是基因上的改变。然后，我们可以用生物技术来调整这些关键基因，制订出一套对抗肿瘤的基因治疗方案，从根本上阻止这些基因发生突变，这样治疗肿瘤的效果就会更好。其次，生物技术本身也需要改进，我们要找到方法，把特定的基因更高效地送进目标细胞里。同时，我们还要研究出更多的基因载体，这样就能更精确地把基因送到需要的地方。最后，我们还要加大筛选基因受体细胞的力度，这样就能让转导的基因有更多的选择，或者让细胞能接受更多的转导基因。

简单来说，生物治疗这种新的癌症治疗方法，在临床上越来越受欢迎。它治疗效果好，副作用小，操作起来也非常简单，现在也是癌症治疗的一个重要方法。随着科技的进步，生物治疗肯定会在癌症治疗中用得越来越多。

梁桂才 / 李　涛

第17章 护理康复

放射治疗是头颈肿瘤治疗的主要手段之一，但在放疗有效控制肿瘤发展的同时，也可能给患者带来口腔黏膜炎、吞咽困难、口腔干燥、牙关紧闭等副作用，从而引起患者营养摄入和吸收的各种不良反应，导致营养不良的发生。营养不良的肿瘤放疗患者易导致伤口愈合延迟，放疗疗程延长或中断，严重影响肿瘤治疗疗效。放疗期间出现不良反应、无法正常进食或进食量明显减少的患者应制订个体化营养支持计划，及时给予营养咨询、保证充足的营养摄入，以免营养状态恶化和放疗中断。

1. 治疗期间饮食建议

（1）合理规划化疗当天的饮食时间表

化疗用药当天，可将早餐提前、晚餐推后，避开药物反应的高峰时段。总体原则为"少量多餐、饮食清淡、避免油腻、禁食辛辣刺激性食物"。若出现较严重的恶心、呕吐等消化道不适症状，应及时向主管医生咨询，并根据评估结果使用相应的对症药物。

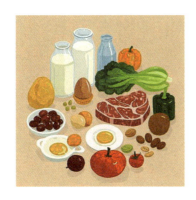

蛋、豆、奶、瘦肉
蔬菜、水果、坚果

（2）恶心、呕吐反应严重时建议

晨起和活动前可进食水分较少、温和无刺激的食物（如馒头、面包或饼干等较干的食物），避免同时摄入生冷、过热食物刺激胃黏膜。发生恶心、呕吐时要及时清理呕吐物并漱口。饮食口味可食用酸味、咸味较强的食物，能适当减轻症状（已发生味觉改变除外），避免过甜、过油腻的食物加重胃肠道的负担。

（3）针对糖尿病患者

治疗期间应定期监测血糖，在保证血糖平稳的条件下尽可能做到膳食均衡。如有必要，请结合专科医生的建议进行药物控制及调理。

（4）其他副反应的饮食建议

便秘时：

应适当多饮水，建议每天饮水量在 2000 ~ 2500 mL；增加膳食纤维的摄入，膳食纤维可以增加大肠蠕动，促进排便，常见的高纤维膳食有燕麦、红薯、全麦面包等全谷类食物以及蔬菜、水果等。

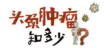

腹泻时：

多饮水，补充体液，防止脱水；少食含纤维丰富的食物，避免食用生冷、油腻、辛辣、刺激的食物，以免加重腹泻；适当进食易消化的食物，如米粥、面条等。

血象异常时：

除遵医嘱服用补气养血的药物外，还可配以补气养血的膳食，如红皮花生、红枣、枸杞、各类瘦肉、豆类、牛奶、猪肝（血脂高的患者适量）等，最主要的是坚持自主饮食增强机体免疫能力。

肾功能异常时：

除需要加大饮水摄入量以保持尿路通畅外，可以遵医嘱服用对症药物，并少食、忌食嘌呤成分高的食物，切记叮嘱家属勿煲制"浓汤补身"。

发热时：

患者身体相对虚弱，抵抗力下降，代谢快，建议给予蛋白质丰富、高热量、富含维生素、易消化的食物，及时补充水分以防脱水。

（5）"四多"饮食原则

少食多餐，优质蛋白多，食物来源多，多饮水（2000～2500 mL）。即每日可分早餐、早餐加餐、午餐、午后加餐、晚饭、睡前2小时加餐；适当增加富含优质蛋白的食物以及蔬菜，适当减少米、面等碳水的摄入；每周食物来源在20～30种；每日饮水量在2000～2500 mL，加速排泄。

（6）良好的生活习惯

①根据患者不同的饮食习惯，加强人性化管理，在保证新鲜食材的基础上尊重个人口味。

②不要盲目忌口，强调新鲜饮食且营养全面。

③饭前轻微活动 5 ～ 10 分钟，增加食欲。

④进食时，环境要舒适，心情要愉快，尽可能与他人同进餐。

⑤戒烟酒、辛辣、油腻、刺激性食物及含致癌物较高的食物。

2. 营养不良的危害有哪些

营养不良是肿瘤患者常见的并发症，以消化道肿瘤和头颈肿瘤患者最为严重。营养不良不仅会降低患者的生活质量，还会增加放化疗的不良反应，使患者的耐受性下降，甚至导致治疗中断，缩短患者的总体生存期。此外，营养不良会使患者的抵抗力下降，使远期并发症的发生率增加，平均住院时间延长，总体治疗费用增加。

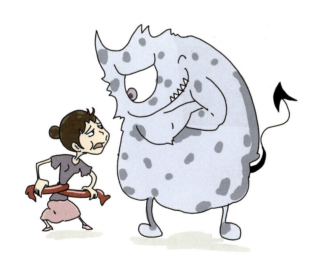

对于头颈肿瘤患者而言，营养不良的危害是非常多的，这里我们仅列举对头颈肿瘤患者治疗影响较大的几点：

①头颈肿瘤患者在接受放疗后，除了会遭受口腔和颈部组织的局部损伤以及治疗副作用之外，还会经历体力、能量和营养素的消耗。这可能导致持续的体重下降，进

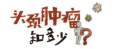

而影响患者正常组织的修复过程，最终可能加剧不良反应的程度。

②营养素摄入不足、体重下降、贫血、低蛋白和免疫力下降等潜在性营养不足问题，可导致患者总体治疗疗效的下降。可谓是"赔了夫人又折兵"。

③由于营养问题带来的疗效下降及不良反应的加重，患者更容易复发和转移，且身体损伤组织得不到足够恢复，进一步限制了患者治疗的强度。

3. 营养支持治疗的方法

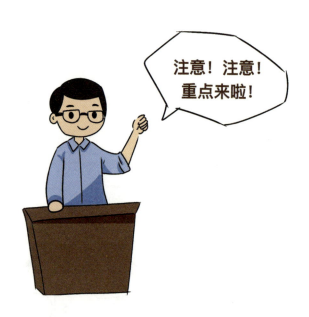

（1）营养支持治疗的方法

①**肠外营养**（parenteral nutrition，PN）是指通过静脉途径提供人体代谢所需的营养素。当患者禁食，所需营养素全部经静脉途径提供时，称之为全胃肠外营养（total parenteral nutrition，TPN）。肠外营养通过静脉途径给予，无需消化吸收功能良好。

②**肠内营养**（enteral nutrition，EN）是指经消化道给予营养素，根据途径分为口服法和管饲法。其中管饲法是指胃肠营养管置入以及胃、肠造口术。肠内营养是胃肠道功能存在异常情况下优先选用的补给方式，可口服或管饲来提供代谢所需的营养物

质和其他各种营养素的支持方式。较之肠外营养，肠内营养的优点除体现在营养素的吸收、利用更符合生理，给予方便，费用低廉，无严重并发症外，食物的直接刺激还有利于维持肠黏膜结构和肠屏障功能的完整性。

（2）肠内营养制剂的选择及应用原则

肠内营养制剂是一组以各种营养素为基础，适应人体胃肠道功能需求的人工合成制品。虽然种类繁多，但其营养素的组成成分大致相同，均含蛋白质类、脂肪类、糖类、维生素类、微量元素类。肠内营养属于经肠营养，能维持消化道功能，避免肠道黏膜失用性萎缩对全身免疫及营养代谢造成的损害。原则上，只要患者胃肠道功能存在，就应该首选肠内营养。

实施肠内营养治疗时，患者的配方不是固定的。肠内营养制剂的应用也不是单纯地增加或补充营养素，应根据患者营养状况、疾病状态、代谢情况以及胃肠道功能等进行个体化物质代谢动态调整。临床应用中常常是肠内与肠外营养联合应用，其中各种营养素的供给能量应根据患者机体需要量以及其他治疗途径提供的营养素总量而确定，应保持整体治疗的一致性，以促进体内代谢平衡。

4. 肿瘤是吃出来的吗

前面章节我们已经讲到，影响肿瘤发生、发展的因素复杂，其中饮食作为主要的可预防因素，其潜在作用不容忽视。饮食具有促炎特性和抗炎特性，不合理的膳食所引起的机体长期慢性炎症与肿瘤密切相关，并降低了肿瘤的治疗效果。科学合理的膳食可改善机体慢性炎症状态，改变肿瘤微环境，从而达到预防肿瘤发生和促进患者康复的作用。

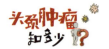

（1）不良饮食习惯可增加肿瘤的患癌风险

①口腔癌与食用槟榔、过烫的食物及烟酒有关。俗话说"病从口入"，食物都是从口腔里进入人体的，所以一些不良的饮食习惯也会容易导致这类肿瘤的发生。生活中有些人有嚼槟榔的习惯，槟榔里的槟榔碱会伤害到口腔黏膜，久而久之会增加得口腔肿瘤的风险。除此以外，经常抽烟喝酒的人在口腔肿瘤的发病率上会比不抽烟喝酒的人高很多，尤其是抽烟的人，烟草中的尼古丁会直接刺激人的口腔黏膜。

②食管癌与食用过烫的食物、比较坚硬的食物和腌、烤制品有关。这类食物非常容易损伤口腔和食管的黏膜，长期处在这种反复受伤、受伤恢复的过程中就容易病变，引发肿瘤。

③肝癌与酒精、霉变食品有关。肝脏是最大的解毒器官，酒精和霉变食物大多是通过肝脏进行代谢的，长期食用会引发许多肝脏疾病，严重时会引发肝肿瘤。

④除此之外，乳腺癌、胃癌、胰腺癌、直肠癌等的发病也均发现与饮食习惯有关联。

（2）良好的饮食习惯

①低加工碳水化合物中含有丰富的膳食纤维，全谷物碳水化合物可降低胰腺癌、乳腺癌、结直肠癌的发病风险。尤其是小麦麸皮及小麦的胚芽中富含膳食纤维及各种酚类植物化合物。

②脂肪摄入量一般不超过总能量的 30%，宜选择单不饱和脂肪酸和多不饱和脂肪酸，减少饱和脂肪酸和反式脂肪酸的摄入，有利于形成机体抗炎内环境。

③蛋白质有轻微的促炎潜力，但由于肿瘤患者代谢紊乱，蛋白质消耗增加，建议肿瘤患者提高蛋白质的摄入量，推荐蛋白质摄入量为 1 ~ 1.5 g/（kg·天）。如果合并肾功能损害，蛋白质的摄入量不应超过 1 g/（kg·天）。蛋白质的最好来源为鱼、家禽、鸡蛋、瘦红肉、低脂乳制品、大豆食品、坚果等，尽量少食用加工肉类。此外，高蛋白饮食务必多饮水，以加速蛋白类代谢产物的排泄。

④水果和蔬菜中含有丰富的维生素和矿物质。理想的抗炎饮食中蔬菜和水果应占

总食物重量的 2/3。

⑤健康的饮食方式：饮食规律、少食或不食腌制食品和油炸食品、不吸烟、不饮酒。

⑥建议每日食物来源应大于 3 种，每周食物来源应大于 20 种。

5. 肿瘤可以被 "饿死" 吗

> 首先我们要知道，肿瘤是一种严重的消耗性疾病，即使不进食，肿瘤也会夺走患者营养，继续生长。恶性肿瘤对人的影响是多方面的，由此衍生出的营养问题也非常多，非常杂。如什么食物可以预防肿瘤？怎么吃可以使患者恢复更快？能否吸烟、喝酒？素食主义好还是肉食主义好？人参、冬虫夏草等补品可以预防肿瘤吗……

除了少数肿瘤（口腔癌、食管癌、肝癌等）与饮食有关，大部分肿瘤并不是吃出来的。所以除了医生告知的需要改变饮食结构的患者，其余患者正常饮食就可以。一般而言，单纯的素食无益于健康，主张荤素搭配，植物性食物占 70% ~ 80%，动物性食物占 20% ~ 30%；其次粗细搭配，细粮（米、面等）与杂粮（玉米、小米、红薯等）搭配；最后反对忌口，反对偏食，每天进食 3 种以上食物，每周进食 20 种以上。

此外，保健品不等于营养品，不主张常规补充保健品，多数情况下属于浪费。饥饿也不能饿死肿瘤细胞，饥饿只会导致患者营养不良，治疗耐受性差，加速病情的恶化；相反地，良好的营养治疗为患者身体机能和抵抗癌症能力提供了物质基础。故想通过少进食等方法来 "饿死" 肿瘤只能适得其反。

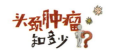

6. **听说蛋白粉很好，是不是可以成为头颈肿瘤患者的标配呢**

蛋白粉作为一种营养补充剂，含有丰富的优质蛋白，是身体细胞修复和免疫系统功能维持的重要营养素。对于肿瘤患者而言，由于疾病本身和治疗的影响，身体往往处于营养不良和蛋白质消耗增加的状态。因此，适量补充蛋白质有助于改善肿瘤患者的营养状况，从而有助于身体的恢复和疾病的控制。

肿瘤患者在治疗过程中，可能会经历手术、放疗、化疗等对身体造成损伤的治疗方式，这些治疗方式会破坏身体的正常组织和细胞，导致伤口愈合困难和细胞修复能力下降。而蛋白粉中的氨基酸等营养成分可以促进伤口的愈合和细胞的修复，有助于减轻治疗带来的副作用，提高患者的生活质量。

但是，并非所有肿瘤患者都适合食用蛋白粉。一方面，过量摄入蛋白质可能会增加肾脏负担，对于已经存在肾功能受损的肿瘤患者来说，可能会加重病情。另一方面，部分患者可能对蛋白粉中的某些成分过敏或不耐受，食用后可能出现不良反应，如皮疹、腹泻、呕吐等。

因此，肿瘤患者在食用蛋白粉前，应咨询专业医生或营养师的建议，根据个人情况确定是否适合食用以及具体的摄入量。

7. 放疗期间如何做好鼻饲管的自我护理

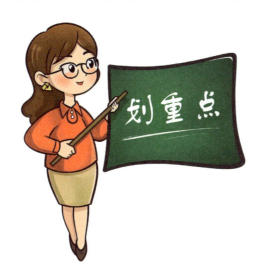

（1）鼻饲注意事项

体位：

在鼻饲时及结束后半小时应保持坐位或者半卧位。

温度：

鼻饲食物不可过凉或者过热，以 37 ~ 40 ℃为宜，必要时可以使用加热器加温。

速度：

由慢到快，以患者能够耐受为宜，切忌过快或一次性过量注入，易引发呕吐或反流。

浓度：

营养液由稀到稠，每次量以 200 ~ 300 mL 为宜，每次鼻饲间隔时间 2 小时左右。

舒适度：

每 4 小时回抽胃内容物，当回抽胃内容物超过 100 ~ 150 mL 时则选择右侧卧位以

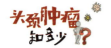

减轻胃负担，暂停鼻饲。

（2）防止管道堵塞

①将配置好的营养液，过滤成无渣液体再进行灌注，避免堵塞。

②每次喂养前后用注射器抽取 20 ～ 30 mL 左右的温水冲洗营养管，使用营养袋泵入期间，同样在滴注前后冲洗营养管，并做好每 4 小时回抽和冲管。

（3）防止管道脱出

①妥善固定导管，防止非计划性拔管。交代患者日常保护好管道，翻身或活动时避免将导管扭曲、折叠、受压或扯出。

②注意观察导管固定方式是否有松动、脱出，若有异常，应及时报告管床护士进行更换和处理。

③每日评估检查鼻部皮肤情况，避免皮肤损伤；检查管道固定是否牢固，有助于防止导管移位；检查通路是否完好无损，管路未堵塞或扭结。

（4）防止误吸

①误吸表现为患者出现呛咳，咳出营养液样物质，憋气呼吸急促。怀疑有误吸时应立即停止输注，现场实施急救措施等。

②鼻饲过程禁止躺卧，避免反流，避免夜间灌注。鼻饲管位置不可上下移动，防止移位、脱出引发误吸。

③按时检查胃内潴留情况，一旦胃内残留量超过 100 mL，应暂停注入，并注意观察患者反应，如有上述症状应立即停止，对症处理。

④若管道破裂、堵塞、移位或降解，应更换喂养管。

⑤拔除胃管时，嘱患者不要吸气，做呼气动作或屏住呼吸配合医护将胃管拔出。

（5）预防感染

①营养液应现用现配，开启瓶装营养液应 24 小时内用完。

②使用的餐具、注射器、灌注袋应注意清洁卫生，每次使用前后需清洗干净，以免食物残渣的残留产生细菌，造成胃肠道感染。

③鼻饲后出现恶心、呕吐、腹痛、腹胀等不适，应及时告知医护和营养师。

④患者虽不能经口进食，但仍需要每日刷牙、漱口，保持口腔清洁，必要时行口腔护理。

8. 做好口腔护理，保持口腔清洁

头颈部放疗患者由于受照射部位和照射范围的影响，非常容易产生放射性口腔溃疡。当患者在摄入食物时，不可避免地会有一些食物残渣和细菌滞留在牙缝中，加之放疗剂量达到一定水平时，口腔唾液腺、牙床血管及牙骨髓都会受损，以上均会导致局部抵抗力下降并引发感染，表现为口干、牙痛、牙髓炎、口腔黏膜水肿和溃疡等症状。口腔护理可以维持口腔清洁度，减少细菌数量，降低疼痛和出血的发生率，并预防感染。因此，在进行放疗期间保持口腔和牙齿清洁非常重要，以确保放疗顺利进行。

（1）放疗前

①放射治疗开始前，应先请口腔科医生会诊，全面检查口腔，清洗牙斑和牙垢，拔除残留牙齿断根，修复破损的牙齿或义齿。

②修补或拔除龋齿。因为放疗中和放疗后，因放射线所致唾液腺功能降低，唾液分泌减少，牙齿自我保护功能下降，患者除有口干不适外，口腔内也易发生感染，出

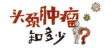

现放射性龋齿。

③若行拔牙等口腔手术者，至少在术后 2 个星期方可考虑做放疗。

④所有的口腔感染病灶都须在开始放化疗前给予对症处理。

（2）放疗后

①保持口腔清洁卫生，早晚用软毛牙刷刷牙，可使用含氟牙膏（减少牙菌斑和预防龋齿），餐前、餐后、睡前用温水漱口。

②**掌握正确的漱口方法**：鼓颊与吸吮交替进行，使漱口水充分地冲刷到口腔的每一个面和角落，达到清洁口腔的作用。使用不含酒精且温和的漱口水漱口，可以自制淡盐水漱口，每 500 mL 温水加上 3 ~ 4 g 盐。

③饭后不使用牙签剔牙，可以使用牙线，每月更换牙刷。

④保持口腔湿润，多饮水。

⑤鼓励进食高热量、高蛋白、高维生素、易消化的流质或半流质饮食，少量多餐，避免进食过硬、过酸、过咸、过辣、过热等对口腔黏膜有刺激的食物，禁止烟酒。

⑥放疗后 3 年之内不建议拔牙，以避免手术创伤所致放射性颌骨坏死的发生。

9. 放射性口腔黏膜炎的护理

对于接受大剂量放化疗的头颈肿瘤患者，尤其是口腔恶性肿瘤患者，口腔黏膜炎发生率几乎为 100%。放射性口腔黏膜炎多发生在照射量达 10 ~ 15 次时，放射线造成射野内毛细血管发生反应性扩张，局部充血，出现红斑，进而形成黏膜糜烂、溃疡。再则唾液腺受到放射性损伤，导致唾液分泌明显减少，口腔自洁作用消失，同时放射性口腔黏膜炎还削弱或破坏了正常的机体屏障，其破损部位可成为病原菌入侵门户。

（1）正确识别放射性口腔黏膜炎的分级标准

Ⅰ度：黏膜充血，轻度疼痛，无需止痛药物。

Ⅱ度：片状黏膜炎或有炎性血清分泌物，中度疼痛，需止痛药。

Ⅲ度：融合的黏膜炎或假膜形成，重度疼痛，需麻醉药物。

Ⅳ度：黏膜溃疡、出血、坏死。

（2）护理措施

Ⅰ度口腔炎：

①保持口腔清洁，每天饭后用软毛牙刷、含氟牙膏刷牙。

②加强漱口，可使用自制淡盐水进行漱口，每500 mL水里加入3～4 g盐。

③应进软食，勿食过冷、过热、过硬的食物，忌辛辣刺激性食物，也可饮用菊花茶、金银花茶等。

Ⅱ度口腔炎：

①含漱含有利多卡因和维生素B_{12}的漱口水，可以消炎止痛，促进创面愈合。

②遵医嘱进行雾化吸入，减轻黏膜充血水肿，缓解疼痛、促进愈合作用。

③进食流质或半流质饮食，口服液体时使用吸管，必要时进行鼻饲。

④鼓励患者进食高蛋白、高维生素、易消化食物，食物性状应以少渣、滑润为主，避免辛辣刺激的调味料，忌烟酒，减少摄入含咖啡因的产品和含乙醇的漱口水。

⑤使用蜂蜜涂抹口腔溃疡面。

Ⅲ度口腔炎：

①患者因重度疼痛难以经口进食，遵医嘱留置鼻饲管。

②同时给予静脉营养和止痛药（根据WHO三阶梯给药原则给药）。

③酌情静脉滴注抗生素。

④增加含有利多卡因漱口水的含漱次数，使用生理盐水棉球行口腔护理。

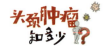

①口腔黏膜溃疡、出血、坏死，患者剧烈疼痛，应停止放疗。

②加强口腔护理（数次/日），清除脓性分泌物，督促患者漱口（8～10次/日），并观察溃疡变化情况。

③遵医嘱使用抗感染药物，积极营养支持治疗，补充高营养液。

10. 张口困难的护理

在放射治疗过程中，放射线可导致颞颌关节和张口相关肌群组织受损。这通常会引起颞颌关节僵硬和张口肌群组织的退行性变化。最终，患者可能会因关节功能障碍和肌群纤维化而发生牙关紧闭、张口困难。

张口受限程度参照组织迟发性放疗反应判断系统定义标准，Ⅰ级：张口受限，门齿距 2.1～3.0 cm；Ⅱ级：进食干食存在困难，门齿距 1.1～2.0 cm；Ⅲ级：软食进食困难，门齿距 0.5～1.0 cm；Ⅳ级：无法自主进食，需鼻饲，门齿距 < 0.5 cm。

研究证实，早期进行张口功能锻炼能够有效预防放疗后出现的张口困难的发生。放疗后张口困难一般发生于放疗后 1～2 年，因此，建议从放疗的第 1 天起就开始进行张口锻炼，并持续至放疗结束后的 1～2 年甚至更长时间。患者应掌握系统的训练方法，以下 6 个动作可供参考，建议在早晨、中午和晚上各进行 50 次。具体动作如下：

（1）张口训练

　　最大幅度张大嘴巴，形似打呵欠，充分暴露口腔，并保持最大张口幅度 5 ~ 10 秒，随后缓慢闭合。

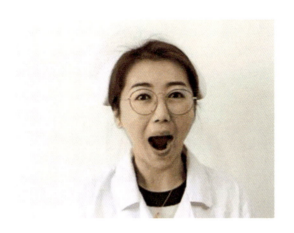

（2）张口支撑

　　若患者已经出现张口受限，难以维持张口状态，可以进行支撑训练。根据开口情况选择软木塞或瓶盖置于上下门牙之间，强度以能忍受为宜。

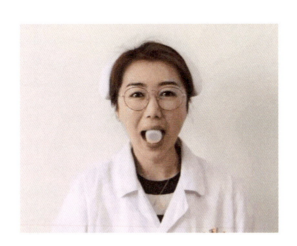

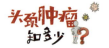

（3）叩齿

微微张开口，上牙与下牙相互有节奏的叩击，用力不宜过大。

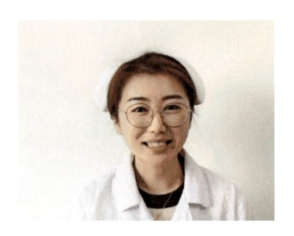

（4）弹舌

微微张开口，让舌头在口腔里自由弹动，发出 "哒哒哒" 的声音，同时做舌舔牙周 3 ~ 5 圈的动作。

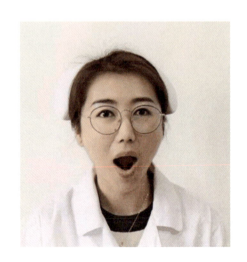

（5）磨牙

上牙与下牙左右横向摩擦咬合面。

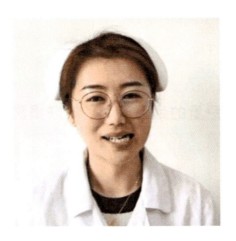

（6）鼓腮

该动作可以锻炼咀嚼肌功能——嘴巴闭合做鼓腮动作，用力鼓起腮颊部，保持数十秒后还原，再将两侧腮颊部用力向口腔内吸纳，使腮颊部尽量凹陷，同样保持数十秒后还原，同时对颞颌关节与周围组织实施自我按摩。

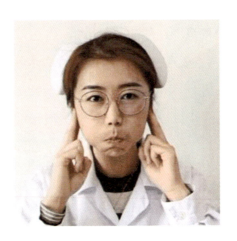

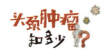

11. 放射性皮炎的护理

（1）正确识别放射性皮炎的严重程度

严重的颈部放射性皮肤损伤

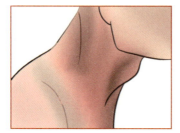

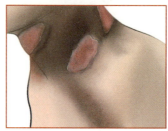

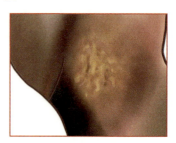

干性脱皮　　　　　湿性脱皮　　　　　溃疡坏死

Ⅰ度皮肤反应（干性脱皮）：

发生于放疗后 1 ~ 2 周。表现：局部烧灼感、刺痒、毛囊区扩张、照射野皮肤红斑、色素沉着。

Ⅱ度皮肤反应（湿性脱皮）：

发生于放疗后 3 ~ 4 周。表现：照射野皮肤充血、水肿、水泡、液体渗出，伴有轻度疼痛。

Ⅲ度皮肤反应（放射性溃疡）：

发生于放疗后 5 ~ 6 周。表现：照射野皮肤出现溃疡、坏死，溃疡加深，累及皮下深层组织，疼痛明显。

（2）日常自我护理

①保持皮肤清洁干燥，避免出汗；接触放疗区域皮肤前应洗手，并在清洗后使用

干净的毛巾轻轻擦干。

②使用温水（水温 38 ~ 40 ℃）清洗皮肤，每天不超过 2 次；皮肤敏感或湿性脱皮时，仅用清水清洗。

③避免冷热的刺激，外出戴帽子或打伞，避免阳光直射照射部位皮肤。

④使用锋利的、清洁的多刀片湿式剃须刀或电动剃须刀剃须，避免局部创伤。

⑤禁用碱性肥皂搓洗照射部位皮肤，不进行热敷及做红外线理疗，不可用酒精、碘酒等对皮肤有刺激的药物，禁贴胶布。

⑥修剪指甲，如出现瘙痒、脱屑、脱皮等忌用手抓挠止痒，禁忌撕扯剥落皮肤。

⑦避免对皮肤造成微小创伤，嘱患者照射部位勿与粗糙物接触，放疗期间尽量着宽松衣物，减少受照射后的皮肤与衣物的摩擦，降低疼痛感。不穿化纤内衣及硬领衣服，穿棉质、无领、柔软上衣。

⑧建议使用不含香料、防腐剂、羊毛脂的无刺激性保湿凝胶、面霜等产品，严禁使用刺激性药物或化妆品；放疗部位皮肤禁止使用婴儿爽身粉等；不建议在治疗前1 ~ 4 小时使用乳霜或其他产品，以免 "堆积" 效应，使辐射到表皮的放射剂量增加，护肤品应在放射治疗结束 2 小时后使用。

⑨从放疗第 1 天开始每天使用皮肤保护剂，如三乙醇胺乳膏、比亚芬乳膏等。

⑩放疗结束后仍要注意对照射野皮肤的保护，避免感染、损伤及物理性刺激，防止雨淋和暴晒。照射野皮肤的保护应持续到放疗结束后 1 个月。

⑪建议由放射肿瘤专家、皮肤科医生和护士组成的综合管理团队进行管理，必要时转介患者接受伤口护理或造口专科治疗。

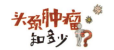

12. 放射性口干的护理

放射性口干症是头颈肿瘤放疗最为常见的近期并发症之一。放射治疗后会出现不同程度的口干症状，不仅使患者的味觉感受异常，并可引起口腔感染风险，甚至影响语言、吞咽、咀嚼等功能，对生活造成严重影响。放射治疗时对唾液腺、涎腺造成的功能损伤是放疗后口干症的根本及直接原因。

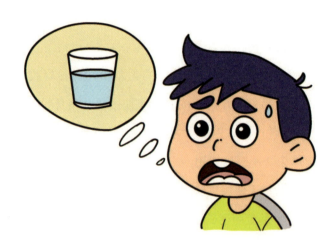

①病室环境放置空气加湿器，夜间睡眠时可将加湿器置于床头柜上。

②多饮水，可用金银花、菊花、花旗参、石斛、麦冬等泡水喝，保持口腔湿润。

③手法刺激：每日早、中、晚咀嚼 3 次或 3 次以上无糖口香糖，咀嚼频率为 35 ～ 130 次/分钟。选择胃经最旺盛的辰时（7:00—9:00）及脾经最旺盛的巳时（9:00—11:00）按摩唾液腺 20 分钟。

④感觉刺激：温度刺激（冰拭子）、味道刺激（薄荷）、咀嚼运动刺激。

⑤避免进食过干、过硬的食物以免导致吞咽困难，饮食口味宜清淡，避免加重口干症状。

⑥随身携带水杯，少量多次饮水，保持口腔湿润。

⑦使用人工唾液制剂、中医中药制剂、针灸等方法缓解口干症状。

13. 化疗所致恶心、呕吐的自我缓解

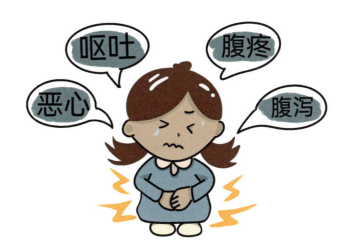

化疗所致恶心、呕吐（Chemotherapy - Induced Nausea and Vomiting, CINV）是因使用化疗药物而产生的恶心、呕吐，也是肿瘤患者化疗后的常见主诉之一，发生率为 40% ~ 80%，严重影响患者预后、社会功能及心理状态。按发生时间化疗相关性恶心、呕吐可分为急性（化疗 24 小时内）、延迟性（化疗 24 小时后）、预期性（化疗前）恶心、呕吐。急性恶心、呕吐的有效控制可降低其他类型恶心、呕吐的发生。

除了药物止吐以外，可以采用以下非药物方法缓解化疗相关性恶心、呕吐：

①芳香疗法：芳香疗法机制是香薰分子进入鼻腔后，通过鼻上皮作用于大脑的嗅觉区，促进释放神经化学物质，然后大脑中枢神经发出指令，调控平衡自主神经系统，从而产生镇定、放松、愉悦的主观感受。可以按照患者喜好让其选择性吸入柠檬、薄荷、生姜、薰衣草等芳香气味，以缓解恶心、呕吐。

②音乐疗法：患者在安静放松的环境下，聆听悦耳悠扬的音乐，转移注意力，使患者精神及躯体放松，同时有意识地控制自身心理与生理活动，从而降低唤醒水平、

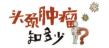

改善机体紊乱。

③**转移注意力：**用看视频、画画、阅读等方式分散患者注意力。

④可尝试在化疗期间给患者饮用带酸味的果汁、肉汤、菜汤等。

⑤化疗期间每日患者进食以少量多餐为原则，进食 5 ~ 6 餐，晨起适当多进食，进食前、后少饮水。

⑥化疗前、后 1 ~ 2 小时避免让其进食，进食后超过半小时后再平躺。

14. 化疗所致腹泻的护理

（1）饮食护理

建议采取少量多餐的方式，选择易于消化、富含糖分和蛋白质、低脂肪、纤维含量少的食物，同时避免辛辣、刺激性、过冷或过热的食品摄入。值得注意的是，部分患者在摄入奶制品后腹泻症状会加剧，因此该类患者应避免食用奶制品。对于那些腹泻严重的患者，初期应禁食，并通过肠外营养进行补液支持。当腹泻症状有所减轻后，可以逐渐从流质食物过渡到半流质食物，最终安全地恢复到普通饮食。

（2）腹部护理

化疗后出现严重腹泻患者，应卧床休息，避免腹部按摩、压迫及受凉。

（3）肛周皮肤护理

严重腹泻会反复刺激肛周皮肤黏膜，造成肛周皮肤潮湿，完整性受损，易出现肛周皮肤糜烂、溃疡从而导致感染。建议患者每次便后用软纸擦拭后，再用温水洗净肛周，用软纸擦干，并在肛周皮肤外涂氧化锌软膏，保持肛周皮肤干燥。如果肛周皮肤已破损，则要在每次排便后先用温水或生理盐水清洗皮肤，然后用碘伏消毒，再用生理盐水将碘伏清洗干净，最后外涂造口粉保护肛周皮肤。

（4）维持水、电解质平衡

严重的腹泻患者，可因丢失大量水分和电解质而引起脱水及低钾、低钠、低氯、低钙血症等电解质紊乱和酸碱失衡，严重时导致休克甚至危及生命。因此，务必遵医嘱及时、按时复测血象，早发现、早治疗。严重的电解质紊乱可危及生命。

15. 化疗所致脱发的护理

化疗带来的不良反应会对患者的治疗与生活造成严重的影响，其中化疗导致的脱发发生率高达65%，不仅给患者带来严重的心理困扰，而且可能造成患者拒绝化疗而影响后期治疗。脱发困扰是化疗给癌症患者带来的不愉快的情绪体验，化疗脱发会改变癌症患者原来的身体形象，导致患者产生难过、苦恼、无助等负性情绪。

（1）化疗所致脱发的发生时间

一般在化疗后1～3周开始出现，在随后的周期中逐渐加重，3～6个月后头发再生。

（2）脱发的自我管理措施

①可以选择佩戴假发、帽子、围巾和其他配饰。使用假发时，每天佩戴的假发应该每隔10～14天清洗1次；避免接触高温环境（如开烤箱门）；如果觉得假发烫或痒，可以用头巾（帽子）或围巾代替，选择棉织材质、衬里柔软、衬里接缝朝外的帽子。

②应避免刺激头皮的产品，使用温和的洗发水，避免头发凝胶、染发剂和烫发。

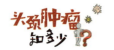

避免直接暴露在阳光下，出门戴帽子、打遮阳伞等。

③减少洗发次数，避免剧烈地搓洗。建议洗发水温不可太高，避免一些刺激性产品的使用（如乙醇、香水）；吹头发时，避免长时间高温吹发。

④在化疗脱发前剪发不是必要的，但可以减轻脱发带来的消极情绪；推荐使用质软、宽齿的梳子；梳发时应轻柔，避免拉扯和过多次数的梳头。

⑤晚上睡觉时可佩戴发网，或者睡在绸缎枕套上，以防头发结成一团。

⑥脱发的心理护理：因脱发造成困扰或焦虑的患者，应提供心理护理；可指导患者进行冥想、瑜伽、针灸、按摩及应用音乐疗法来缓解其心理压力。

16. 头颈肿瘤患者的心理护理

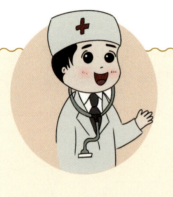

当患者怀疑自己患有肿瘤或已被确诊时，他们往往会产生一系列复杂的情绪。由于公众对肿瘤的理解存在差异，加上个人的人生观、价值观、心理承受力和性格等个体差异，患者表现出的心理反应也各不相同。一些患者可能显得漠然，过分超然，缺乏积极接受治疗的动力；另一些人则可能过度焦虑，忧心忡忡，恐惧甚至陷入抑郁和悲观绝望之中；然而，也有一部分患者能够准确理解病情，并以勇气和理智面对疾病，既不逃避也不轻视，而是积极寻求治疗方案，努力与疾病抗争。患者所持的心态对于肿瘤治疗和康复过程具有决定性的影响。尽管他人鼓励帮助在调整过程中起到一定作用，但自我心理调节才是核心所在。那么如何进行有效的自我心理调节呢？

（1）了解有关知识，正确认识

近几十年来，人类为征服肿瘤做出了巨大努力，并取得了明显成效。恶性肿瘤不再是绝症。在当今时代，科学技术日新月异，我们应该改变自身原有的看法和陈旧观念。我们必须承认恶性肿瘤是一种较难防治的重大疾病之一，但仅仅是人类所面临的众多疾病中的一种。肿瘤造成的后果并不比心肌梗死、中风等更为严重。然而人们对肿瘤的心理压力却远远超过这些疾病。我们什么时候听说过冠心病、高血压、肺气肿等慢性疾病可以治愈呢？如果与周围的人进行对比，就可以发现，治愈后肿瘤患者其生活能力比严重的糖尿病、心脏病等患者要强得多，可拥有正常的工作能力并轻松愉快地生活。

（2）勇于面对现实，树立坚定信念

人类终将面临各种疾病，尽管我们在健康保健和预防方面取得了一定进展，但仍有一些疾病无法避免。无论是轻微还是严重、恶性还是良性，我们应该以唯物主义态度坦然接受这个客观现实。特别是对于恶性肿瘤而言，我们需要像对待凶恶的敌人一样勇敢地斗争，并树立强大的精神信念。如果患者在挫折中失去斗志并心灰意冷，即使存在治愈希望也会化为乌有。

（3）提高心理素质，善于自我调节

即使是具备良好心理素质的个体，在开始怀疑自己可能患有肿瘤，并经历确诊、治疗以及康复的各个阶段时，也会遭遇一系列心理上的波动和转变。因此，患者需要善于进行自我心理调节。乐观向上、积极主动的生活态度则成为每位患者所需拥有的强大"武器"。

（4）转移注意力

癌症已不再是不治之症，早期癌症完全有可能被治愈，即便是晚期患者，也存在

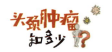

多种治疗方案。一些治疗可以缓解痛苦，而另一些甚至能让患者长期带瘤生存。因此，患者应当学会有效地减轻心理压力，并调整自己的心理状态。打太极拳以及诸如阅读小说、观看电视和听音乐等娱乐活动，都是促进身心放松的优秀方法。在适当的情况下，适度的劳动和外出旅行可能会带来意想不到的积极效果。如果感到紧张、焦虑的情绪难以控制且影响到睡眠时，可以考虑使用助眠药（如安定），这有助于改善睡眠质量并缓解负面心理反应。向家人或医务人员倾诉，也能获得有益的支持和安慰，对释放压抑情绪具有积极作用。保持良好的心理状态、确保充足的营养与卫生、优质的睡眠与休息，将增强个体对癌症的抵抗力，从而促进肿瘤治疗与康复过程。

陈爱琳 / 李芳慧

参考文献

[1] 曾益新. 肿瘤学 [M]. 北京：人民卫生出版社，2014.

[2] 于金明（译）. Perez 和 Brady 放射肿瘤学原理和实践 [M]. 天津：天津科技翻译出版有限公司，2019.

[3] 李晔雄. 肿瘤放射治疗学 [M]. 北京：中国协和医科大学出版社，2018.

[4] 周晓红. 肿瘤防治科普丛书——头颈部肿瘤 [M]. 北京：人民卫生出版社，2019.

[5] 李超. 头颈部肿瘤防治科普 [M]. 成都：四川科学技术出版社，2021.

[6] 兰红珍，王玫，徐嘉琪，等. 头颈癌放疗患者家庭肠内营养支持管理的最佳证据总结 [J]. 护理学杂志，2024，39（12）：107-111，115.

[7] 中华医学会放射肿瘤治疗学分会. 放疗营养规范化管理专家共识 [J]. 中华放射肿瘤学杂志，2020，29（5）：324-331.

[8] 张淑珍，余文汝，张俊峰，等. 肿瘤放疗患者放射性皮炎预防与管理的循证护理实践 [J]. 护理学报，2024，31（16）：62-67.

[9] 王园园，荆凤，袁书琪，等. 头颈部肿瘤患者放射性皮炎预防及管理的最佳证据总结 [J]. 护士进修杂志，2024，39（4）：401-407.

[10] 刘佳惠，胡美华，邓诗佳，等. 化疗相关性恶心呕吐风险评估的证据总结 [J]. 中国护理管理，2023，23（3）：399-404.

[11] 王鹏程，王迪，季学丽，等. 非药物干预对化疗所致恶心呕吐影响的系统评价再评价 [J]. 实用临床医药杂志，2023，27（9）：53-58，64.

[12] 王悦，李妞妞，刘飞，等. 化疗所致脱发预防和管理的最佳证据总结 [J]. 中华现代护理杂志，2019，25（36）：4713-4718.

[13] 王婷，陆燕，曾密，等. 鼻咽癌患者放疗后张口困难预防与康复的证据总结 [J]. 中华护理杂志，2024，59（6）：744-752.

[14] 詹红霞，周茜，俞国红，等. 头颈癌放射性口腔黏膜炎患者营养管理方案的构建 [J]. 护理研究，2024，38（2）：273-279.

[15] 易海振，韦燕，陈津晶，等. 局部晚期鼻咽癌患者同步放化疗期间营养干预的研究进展 [J]. 中国现代医药杂志，2021，23（04）：103-108.

[16] 吴昊，周子建，张成瑶，等. 头颈部恶性肿瘤患者治疗后张口困难的研究进展 [J]. 口腔疾病防治，2021，29（07）：490-495.

[17] 朱丽娟，袁玮媚，潘佩培. 头颈部肿瘤放射性皮肤损伤的研究进展 [J]. 护理实践与研究，2022，19（01）：57-61.

[18] 张莹，葛琴，杨皓珺. 头颈部恶性肿瘤放疗期间皮肤损伤护理研究 [J]. 外科研究与新技术，2021，10（04）：311-313.

[19] 中华医学会放射肿瘤治疗学分会. 放射性口腔黏膜炎防治策略专家共识（2019年版）[J]. 中华放射肿瘤学杂志，2019，28（9）：641-647.

[20] 中国抗癌协会肿瘤临床化疗专业委员会，中国抗癌协会肿瘤支持治疗专业委员会. 肿瘤药物治疗相关恶心呕吐防治中国专家共识（2019年版）[J]. 中国医学前沿杂志（电子版），2019，11（11）：16-26.

[21] American Society of Clinical Oncology. Fertility Preservation in Patients With Cancer: ASCO Clinical Practice Guideline Update[J]. J Clin Oncol, 2023.

[22] Smith A, et al. Pregnancy Outcomes in Cancer Survivors: A Meta-analysis[J]. J Clin Oncol, 2022.

[23] Johnson B, et al. Timing of Pregnancy After Breast Cancer: A Multicenter Cohort Study[J]. Lancet Oncol, 2023.

[24] Peccatori FA, Azim HA Jr, Orecchia R, Hoekstra HJ, Pavlidis N, Kesic V, Pentheroudakis G; ESMO Guidelines Working Group. Cancer, pregnancy and fertility: ESMO Clinical Practice Guidelines for diagnosis, treatment and follow-up[J]. Ann Oncol, 2013 Oct;24 Suppl 6:vi160-70. doi: 10.1093/annonc/mdt199. Epub 2013 Jun 27. PMID: 23813932.